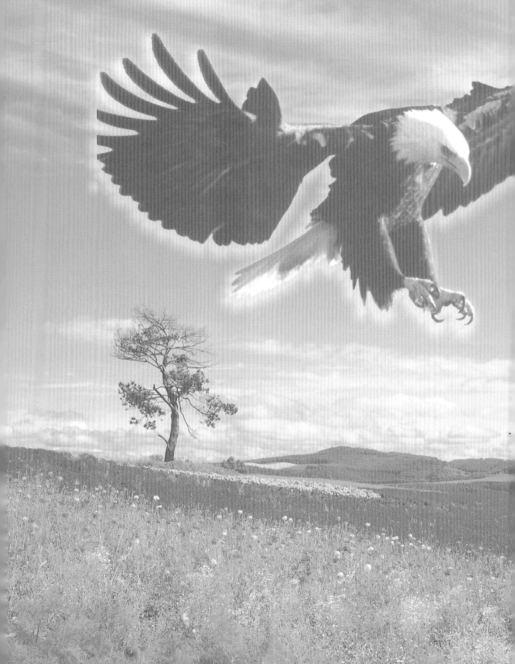

大展好書　好書大展
品嘗好書　冠群可期

名醫與您 ①

知名專家細說

高血壓、高血脂

項志敏 編著

品冠文化出版社

國家圖書館出版品預行編目資料

知名專家細說 高血壓、高血脂／項志敏編著
——初版，——臺北市，品冠文化，2011〔民100.06〕
面；21公分，——（名醫與您；1）
ISBN 978-957-468-811-1（平裝）
1.高血壓　2.高三酸甘油脂血症　3.保健常識
415.382　　　　　　　　　　　　100006356

知名專家細說　高血壓、高血脂

編　　著／項　志　敏
責任編輯／吳　萍　芝
發 行 人／蔡　孟　甫
出 版 者／品冠文化出版社
社　　址／台北市北投區（石牌）致遠一路2段12巷1號
電　　話／(02) 28233123‧28236031‧28236033
傳　　真／(02) 28272069
郵政劃撥／19346241
網　　址／www.dah-jaan.com.tw
E-mail／service@dah-jaan.com.tw
登 記 證／北市建一字第227242號
承 印 者／傳興印刷有限公司
裝　　訂／建鑫裝訂有限公司
排 版 者／千兵企業有限公司
授 權 者／安徽科學技術出版社
初版1刷／2011年（民100年）6月

售　價／220元

健康的「沉默殺手」
——高血壓、高血脂

　　人年輕時為了工作，為了發展，往往忽略了自己的健康，而一旦進入中年，某些疾病如冠心病、糖尿病、高血壓病、腫瘤等病情就逐漸表現出來；加上此時人的生理功能由盛轉衰，生命細胞的再生能力、免疫能力、內分泌功能等下降，以及各種不良的生活習慣與飲食習慣，從而引發多種疾病，如高血壓病、高血脂症等。

　　近年來，我國的高血壓患病率不斷升高，1958—1959年，15歲以上人群高血壓患病率為5.11％；1979—1980年，患病率為7.73％；1991年，患病率為11.26％；2002年，15歲以上人群患病率為18.8％。從這4次全國性高血壓普查結果看，我國成人高血壓患病率上升速度相當快。如按2002年高血壓患病率估算，全國人群中至少有高血壓患者1.6億人，到2008年估計約2億人。它意味著平均每4個家庭就有一位高血壓患者，這說明高血壓已成為我國一個重大的社會問題。

　　同時調查發現，我國血脂異常的患病人數，至今已達2億，特別是35歲以上的人群，約有2500萬人同時患有高血壓病和高血脂症。同時，我國每年有250萬～300萬人死於心血管病，這類疾病已成為我國城市和農村人群的主要死亡原因。

高血壓、高血脂

　　所以，成年人特別是中老年人，對此一定要高度關注，不要小看了高血壓、高血脂。無病早防，防患於未然；有病早治，亡羊補牢未為晚。高血壓、高血脂防病與治療關鍵是「早」。我們在認識它們病因與危害的同時，一定要瞭解怎樣防範；如果已經知道自己有這樣的病，那就想辦法去治療與保養。

　　面對高血壓、高血脂這兩個健康的「沉默殺手」，我們應保持清醒的認識。要樹立健康的飲食觀念，合理安排自己的生活方式，改善飲食結構，改變吸菸、酗酒、熬夜、長時間打牌、看電視等久坐不運動的不良生活習慣。在積極參與防病、治病的同時，用科學的態度和樂觀的精神同疾病進行頑強的對抗。聽從醫囑，採取科學的治療措施，適當地鍛鍊身體，就一定能戰勝病魔，遠離病痛，健康快樂地生活下去。

目　錄

第 1 章　高血壓、高血脂：隱藏在生命背後的「無聲殺手」 ……………11

健康測試：你有患高血壓病的內憂嗎？ ………12

血壓是什麼？ ………………………………13

你知道正常血壓的範圍是多少嗎？ ………16

血壓家庭測量法 ……………………………19

血脂包括哪些指標？ ………………………21

你在高血壓病易患人群中嗎？ ……………24

血壓一天有何變化？ ………………………26

高血壓有哪些類型？ ………………………27

高血壓病防治誤區知多少？ ………………31

高血脂容易「青睞」哪些人？ ……………34

高血壓病、高血脂症分類早知道 …………35

高血壓病、高血脂症容易導致哪些病症？ …39

第 2 章　揭開高血壓、高血脂的真相 …………43

健康測試：高血脂症的自我檢測 …………44

高血壓病因，你知多少？ …………………45

哪些因素易導致高血脂症？ ………………48

高血壓病有什麼症狀？ ……………………51

高血脂症有這些症狀時一定要注意 ………54

體重與高血壓病、高血脂症有什麼關係嗎？ ………55

年輕人易患高血脂症嗎？……………………………58

高血壓病也流行………………………………………60

血脂測定要注意………………………………………62

高血壓與缺鈣也有關…………………………………64

老年高血壓有哪些特點？……………………………66

第3章 高血壓、高血脂的防治與急救措施 …69

健康測試：你的血脂高嗎？…………………………70

如何預防高血壓病、高血脂症？……………………71

維生素也能預防高血壓病、高血脂症………………74

高血壓病的治療原則是什麼？………………………76

高血壓急症如何自救？………………………………81

治療高血脂症，營養素必不可少……………………84

高血壓病需要長期治療………………………………86

高血脂症的合理治療…………………………………88

降血脂貴在堅持………………………………………91

降壓藥的類型…………………………………………92

降壓藥的選擇原則……………………………………95

急症選藥需個體化……………………………………98

警惕降壓藥的不良反應……………………………… 101

高血脂症防治要注意五大誤區……………………… 103

常用複方降壓片的服用方法………………………… 106

怎樣應對老年高血脂症？…………………………… 110

目　錄

第4章　避免高血壓、高血脂，從生活中做起 113

健康測試：你有哪些少為人知的不健康生活
　習慣？ ……………………………………………… 114
生活環境要安靜 …………………………………… 115
高血壓、高血脂症患者宜遵守的生物鐘 ………… 117
高血壓、高血脂症患者睡眠三大注意事項 ……… 120
高血壓、高血脂症患者「方便」的注意事項 …… 123
高血壓、高血脂症患者洗澡六不要 ……………… 126
這些動作很危險 …………………………………… 128
高血壓、高血脂症患者生活忌諱 ………………… 131
高血壓、高血脂症患者應注意氣候變化 ………… 133
高血壓、高血脂症患者外出必知十大紀律 ……… 136
高血壓病和高血脂症並存時怎麼辦？ …………… 140
漫談夏季降壓降脂法 ……………………………… 142
冬季降壓降脂自我護理要訣 ……………………… 144

第5章　吃走高血壓、高血脂 ………………… 147

健康測試：你的飲食習慣恰當嗎？ ……………… 148
高血壓、高血脂症患者的飲食選擇要點 ………… 149
一個平衡，五個原則 ……………………………… 151
高血壓、高血脂症患者應補充礦物質 …………… 153

高血壓、高血脂症患者必知的食油學問…………… 155

瓜果、蔬菜——血管的「清道夫」…………………… 157

燕麥、黃豆的降脂生活………………………………… 160

高血脂症患者宜吃的蔬菜……………………………… 161

降血脂的6道保健湯 …………………………………… 163

降血脂的4種食療藥粥 ………………………………… 165

高血壓、高血脂症患者的健康生活…………………… 167

不同類型高血脂症患者的飲食原則…………………… 170

高血壓合併糖尿病患者的飲食原則…………………… 171

高血壓合併腎臟病患者的飲食原則…………………… 173

高血壓合併動脈硬化患者的飲食原則………………… 175

高血壓、高血脂症患者飲食的五大禁忌…………… 177

第*6*章　高血壓、高血脂症患者運動面面談　179

健康測試：你瞭解高血壓、高血脂症患者的

　　運動常識嗎？………………………………… 180

高血壓、高血脂症患者的運動原則…………………… 181

運動前千萬別忘身體檢測……………………………… 184

降壓降脂運動步驟要知道……………………………… 187

高血壓、高血脂症患者運動項目的選擇有規則… 189

高血壓患者宜選擇的運動項目………………………… 192

降壓降脂運動的「四佳」……………………………… 195

散步——降壓降脂的萬靈運動………………………… 197

高血壓患者忌諱的運動………………………………… 199

高血壓、高血脂症患者不宜做運動的幾種情況… 201
高血壓、高血脂症患者的運動誤區…………… 202
老年高血壓患者的運動防治操………………… 204

第 7 章　每天好心情，遠離高血壓、高血脂　207

健康測試：你知道如何放鬆嗎？……………… 208
心理因素對血壓、血脂的影響………………… 209
高血壓患者的常見心理………………………… 210
高血壓患者心理調整四忌……………………… 211
高血壓患者如何調節好自己的心理？………… 213
5 種療法治高血壓病…………………………… 216
高血壓患者的疏泄療法………………………… 218
高血壓病的心理保健操………………………… 220
高血壓、高血脂症患者逃避情緒刺激有方法… 222
高血壓、高血脂症患者切忌情緒焦慮………… 225
高血壓、高血脂症患者要學會放鬆自我……… 227

第 8 章　中醫調養與保健，健康在身邊 …… 229

健康測試：高血壓病、高血脂症如何養生？…… 230
中醫看高血壓病、高血脂症…………………… 231
調養高血壓病，按摩有妙方…………………… 234
降脂降壓湯3則 ………………………………… 236

洗腳能降壓⋯⋯⋯⋯⋯⋯⋯⋯⋯⋯⋯⋯ 238

降壓降脂藥茶14方⋯⋯⋯⋯⋯⋯⋯⋯⋯⋯ 240

自製降壓降脂藥酒4方 ⋯⋯⋯⋯⋯⋯⋯⋯ 246

經典祛脂降壓藥膳10方⋯⋯⋯⋯⋯⋯⋯⋯ 248

降血壓常用的中草藥⋯⋯⋯⋯⋯⋯⋯⋯⋯ 253

降血脂常用的中草藥⋯⋯⋯⋯⋯⋯⋯⋯⋯ 255

高血壓、高血壓：
隱藏在生命背後的
「無聲殺手」

隨著人們生活水準的提高，越來越多的人患上了高血壓、高血脂等「文明病」。血液是身體的運輸系統，或許高血壓、高血脂本身並不可怕，可怕的是隨之而來的危害。所以有人說：高血壓、高血脂是隱藏在生命背後的「無聲殺手」。

高血壓、高血脂

健康測試 你有患高血壓病的內憂嗎？

繁忙的工作是不是讓你身心疲憊？你會不會覺得高血壓離自己還很遙遠？不要認為自己還年輕就不重視健康問題。先通過以下的測試來考查下自己的健康狀況吧。

(1) 你的家人中有患高血壓病的嗎？

(2) 你是女性嗎？

(3) 你以前是否曾患過高血壓病？

(4) 你是否特別胖？

(5) 你每天吃鹽超過6克嗎？

(6) 你工作壓力大嗎？

(7) 你吸菸嗎？

(8) 你經常喝很多酒嗎？

(9) 你有糖尿病嗎？

(10) 你有高血脂嗎？

(11) 你每週鍛鍊不超過3次嗎？

(12) 你的心態不平和嗎？

測試答案：

以上的12道問題，回答「是」者計1分，分數越高，發生高血壓病的可能性就越大。你如果得1～2分，患高血壓病的危險性很小；3～4分比較小；5～7分為危險性中等；大於8分，則高度危險。但得分高也不要太緊張，只要你改變不良的生活方式，高血壓病就可以預防。

血壓是什麼？

血液之所以能從心臟搏出，自大動脈依次流向小動脈、毛細血管，再由小靜脈、大靜脈反流入心臟，是因為血管之間存在著遞減性血壓差。所謂血壓，就是指血液在血管內所呈現的壓力，常測部位為右上臂動脈血壓，以毫米汞柱為計算單位。

血壓的形成與血容量、心臟收縮時的射血量、外周血管的阻力及大動脈的彈性有關。具體如下：

1. 需要有足夠的循環血容量

除了心臟射血和外周阻力相互作用外，足夠的循環血容量也是形成血壓的重要因素。如果循環血容量不足，血管壁處於塌陷狀態，就會失去形成血壓的基礎。

如我們通常所說的失血性休克，就是血容量不足而導致的血壓降低。

2. 需要心臟射血和外周阻力的相互作用

當心室收縮射血時，血液會對血管壁產生側壓力，這是動脈壓力的直接來源。如果心臟停止了跳動，也就不能形成血壓。當血液在血管內流動，由於血液有形成分之間以及血液與血管之間摩擦會產生很大阻力，血液不能全部迅速通過，部分血液瀦留在血管內，充盈和壓迫血管壁形成動脈血壓；反之，如果不存在這種外周的阻力，心臟射出的血液將迅速流向外周，致使心室收縮釋放的能量，全部或大部分轉為動能而形不成側壓。

高血壓、高血脂

　　換言之，只有在外周阻力的配合下，心臟射出的血液不能迅速流走，暫時存留在血管向心端的較大動脈血管內，這時心室收縮的能量大部分才能以側壓形式表現出來，形成較高的血壓水準，所以，動脈血壓的形成是心臟射血和外周阻力相互作用的結果。

3. 需要大血管壁的彈性

　　正常情況下，大動脈有彈性回縮作用。在心室收縮射血過程中，由於外周阻力的存在，大動脈內的血液不可能迅速流走，在血液壓力的作用下，大動脈壁的彈力纖維被拉長，管腔擴大，心臟收縮時所釋放的能量，一部分從動能轉化成位能，暫時儲存在大動脈壁上。當心臟舒張時，射血停止，血壓下降，於是大動脈壁原被拉長的纖維發生回縮，管腔變小，位能又轉化為動能，推動血液持續流動，維持血液對血管壁的側壓力。

　　總之，血壓的形成是在足夠循環血容量的基礎上，心臟收縮射血，血液對血管壁形成側壓力，大動脈彈性將能量儲存，由動能轉變成位能，又轉變成動能，從而維持了血液對血管壁的一定側壓力，推動血液持續流動，保持正常血壓。

　　當心室收縮時，血液迅速流入大動脈，大動脈內壓力急劇上升，於心室收縮中期達最高值，稱為收縮壓（或高壓）；當心臟舒張時，血液暫停流入大動脈，以前進入大動脈的血液借助血管的彈性和張力作用，繼續向前流動，此時動脈內壓力下降，於心室舒張末期達最低值，稱為舒張壓（或低壓）；收縮壓與舒張壓之差稱為脈搏壓（簡稱

脈壓)。

由以上內容不難看出,心室收縮力和外周阻力是形成血壓的基本因素,而大動脈管壁的彈性是維持舒張壓的重要因素,此外,足夠的循環血容量也是形成血壓的前提,這三者相輔相成,相互作用。

通常人們說的血壓是指體循環的動脈血壓,即推動血液在動脈血管內向前流動的壓力,也是血液作用于動脈管壁上的壓力。

妳知道嗎?

你知道循環血容量、心排血量的改變是怎樣影響血壓的嗎?

循環血容量、心排血量的改變對血壓的影響主要表現在以下兩方面:

1.循環血容量

一般來說,失血時,循環血容量可顯著減少。如失血不太多,只占總血容量的10%～20%時,透過自身的調節作用,如使小動脈收縮,以增加外周阻力,同時使小靜脈收縮以減少血管容積,這樣仍可維持血管的豐盈,使血壓不致明顯降低;如失血量超過30%,對一般人來說,神

高血壓、高血脂

經和體液作用已不能保證血管系統的充盈狀態，血壓會急劇下降，這時，需緊急輸血或輸液，補充循環血容量，否則，患者將有生命危險。

2.心排血量

心排血量增加時，射入動脈的血液量會增多，血壓升高；反之，心排血量減少時，血壓降低。由於心排血量決定於心跳頻率和每搏輸出量，而每搏輸出量又決定於心肌收縮力和靜脈回流量，所以心跳的頻率、強度和靜脈回流量的改變，都可影響血壓。

例如三度房室傳導阻滯的患者，由於心室跳動過緩，或者急性心肌梗塞時，由於心肌收縮減弱，都可使血壓降低而造成循環功能不足。勞動或運動時，靜脈回流量增多，此時，由於心肌代償性收縮增強，心排血量隨著增加，故血壓升高；靜脈回流量減少，心排血量也減少，血壓也就降低。

總之，循環血容量、心排血量的改變，對血壓的變化有很大的影響。這一點對於診斷和治療疾病有重要意義。

● -

──▶你知道正常血壓的範圍是多少嗎？◀──

血壓有高壓、低壓、正常壓之分。心臟收縮時產生的最高壓力，稱為收縮壓，也就是大家所說的高壓；心臟舒張時血壓降至最低時，稱為舒張壓，也就是低壓；脈壓是

收縮壓減去舒張壓,也就是壓差。

那麼,正常血壓是多少呢?一般來說,成人最高正常血壓標準為＜140／90毫米汞柱,最低正常血壓為90／60毫米汞柱。理想血壓是105／70～120／75毫米汞柱,最好不超過120／75毫米汞柱,達到130／85毫米汞柱臨界值時要注意清淡飲食。而收縮壓高於140毫米汞柱或舒張壓高於90毫米汞柱的,均可稱為高血壓症。

《2005年中國高血壓防治指南（修訂版）》中將「理想血壓」分類修改為「正常血壓」。血壓水準同1999年版本,即收縮壓＜120毫米汞柱,舒張壓＜80毫米汞柱;將原「正常血壓」併入「正常高值」分類中,即血壓水準為:收縮壓120～139毫米汞柱,舒張壓85～89毫米汞柱,與美國JNC7分類相同,取消了「臨界」高血壓亞組,1、2、3級高血壓的血壓水準不變。患者既往有高血壓史,目前正在用抗高血壓藥,血壓雖然低於140／90毫米汞柱,亦應診斷為高血壓。

但是老年人的正常血壓標準可以偏高一點。一般老年人收縮壓比較高,舒張壓高得不明顯,這是由於老年人血管彈性變差了。

在我們身邊,也有一些人天生血壓較低,如馬拉松長跑運動員,這屬特殊情況。為什麼呢?這是由於運動員的運動量大,心臟的功能加強,雖然跳動次數減少,但每次排血量增加,可以保證機體的供血。

正常人的血壓往往因其性別、年齡的不同而產生差異。根據各地高血壓普查所得的資料資料,我國不同年齡男、女人群的正常血壓平均數值如下表所示。

高血壓、高血脂

中國人群正常血壓的平均數值
單位：毫米汞柱（mmHg），括弧裏的是千帕（kPa）

年　齡	收　縮　壓		舒　張　壓	
	男　性	女　性	男　性	女　性
11～15	100（13.3）	96（12.8）	62（8.2）	60（8.0）
16～20	104（13.8）	98（13.0）	64（8.5）	61（8.1）
21～25	106（14.0）	100（13.3）	66（8.8）	63（8.4）
26～30	108（14.4）	102（13.6）	68（9.0）	64（8.5）
31～35	110（14.6）	106（14.0）	70（9.3）	66（8.8）
36～40	112（14.9）	108（14.4）	72（9.6）	68（9.0）
41～45	114（15.2）	110（14.6）	73（9.7）	69（9.2）
46～50	116（15.4）	112（14.9）	74（9.8）	70（9.3）
51～55	118（15.7）	114（15.2）	75（10.0）	71（9.4）
56～60	120（16.0）	116（15.4）	76（10.1）	72（9.6）
60歲以上	120.9（16.1）	127.6（17.0）	82（10.9）	80.4（10.7）

　　從表中可以看出，正常人血壓的數值隨著年齡的增長而略有增高，而且男、女之間存在著性別差異。另外，不同的地域、種族人群的血壓水準也不盡相同。在現實生活中，人的血壓常是男偏高女偏低。在正常範圍內人的血壓偏於高限或低限，而且有的人高於正常，有的人低於正常，需要治療，真正血壓理想的人為數不多。同時值得一提的是，血壓早、晚都會略有差異。活動前後血壓也會稍有變化，屬正常現象。如果你有這種現象，不必擔心。

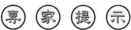

專　家　提　示

　　低血壓通常指血壓低於90／60毫米汞柱，有些健康人的血壓低於這個標準，但無症狀。如果出現低血壓症狀，應及早去醫院就醫。

血壓家庭測量法

　　血壓測量主要有診所血壓測量、家庭自測血壓和動態血壓監測三種方法。家庭自測血壓是受測者在家中或其他環境裏給自己測量血壓。

　　如果你的家中有高血壓患者，可以用水銀柱血壓計自測血壓，這樣不僅可以省去跑醫院的麻煩，又可以及時觀察患者的血壓，掌握家人的病情發展情況。但如何正確使用血壓計和測量血壓呢?

　　事實上，自測血壓的具體方法與診所偶測血壓基本相同。具體如下:

　　⑴ 室溫最好保持在20℃左右，受測者要精神放鬆，最好休息20～30分鐘。

　　⑵ 測量前受測者要排空膀胱，不飲酒、咖啡和濃茶，不吸菸。

　　⑶ 患者可採取坐式或臥式，兩腳平放，其肘部及前臂舒適地放在與心臟大約平行的位置上。

　　⑷ 測量前，打開血壓計盒，放在患者肢體近旁的平穩處，並使水銀柱垂直至零點。

　　⑸ 讓患者脫下衣袖，露出右上臂，如果衣袖單薄寬大，可向上捲到腋窩處。

高血壓、高血脂

(6) 在纏血壓計氣袖時，要將氣袖內空氣擠出，再纏在右上臂肘關節上2～3公分處，不能太鬆或太緊。在肘窩內側摸到肱動脈跳動後，將聽診器聽頭放在肱動脈上，打氣測壓。

(7) 關緊氣球上的氣門，開始打氣，平視水銀柱，觀察水銀柱的高度。快速充氣，待觸知橈動脈脈搏消失後，再加壓4千帕（30毫米汞柱）即可停止充氣，微開氣閥門，使水銀緩緩下降。當聽到第一聲脈搏跳動的聲音時為高壓，即收縮壓；繼續微微放氣，水銀緩緩下降到水銀柱上的某一刻度，聲音消失或突然變弱時為低壓，即舒張壓。

(8) 第一次測量完成後應完全放氣，至少等1分鐘後，再重複測量一次，取兩次的平均值為所測的血壓值。此外，如果要確定是否患高血壓，最好還要在不同的時間裏進行測量。一般認為，至少有3次不同日的偶測血壓值，才可以定為高血壓。

(9) 測完將袖帶內的氣擠出，整理好袖帶、聽診器，把水銀柱恢復至零點關閉，以備再用。

(10) 測量時，做好記錄工作。要取2次讀數的平均值記錄，同時記錄測量日期、時間、地點，以及測壓時的體位，如仰臥、坐位或站立。此外，也要記錄測量部位即是左臂或右臂，首次就診時應測雙臂血壓並記錄。肥胖者應記錄手臂臂圍、氣囊規格，以便安排更準確的測量。

以上的家庭自測血壓方法簡單易行，具有可操作性，便於測壓者長期堅持。

只要你按以上的方法進行測試，就可以瞭解有價值的

血壓信息,改善治療依從性以及增強診治的主動參與性,從而有利於家人的治療。

㊙ ㊙ ㊙ ㊙

專　家　提　示

打氣時看袖帶是否從旁鼓出,若鼓出應重新纏緊,以免產生誤差。對腦血管意外偏癱患者,應在健側上肢測量。因患肢血管可能不正常,以致血壓測量不準確。

━━━ 血脂包括哪些指標? ━━━

血脂是血液中所含脂類物質的總稱,包括膽固醇、甘油三酯、磷脂和非游離脂肪酸。儘管血液中脂類含量與全身脂類總量相比只占極少的一部分,但它運轉於身體各組織之間,往往可以反映出體內脂類的代謝情況。

正常成人血漿脂類含量相對穩定,有一定的波動範圍。但近年來,隨著生活水準不斷提高,人們的飲食結構也逐漸提升,人們血脂的「河床」也「頗為無奈」地抬高,於是就出現了高血脂症。

什麼是高血脂症?正常的血脂是怎麼樣的呢?血脂高對於我們的身體與健康又有什麼危害呢?

血脂包括總膽固醇、甘油三酯、低密度脂蛋白膽固醇、高密度脂蛋白膽固醇。在這四項血脂指標中,危害最大的是低密度脂蛋白膽固醇,它是造成動脈粥樣硬化最主要的危險因素。低密度脂蛋白膽固醇(LDL-C)在普通人

高血壓、高血脂

群中的範圍是低於3.12毫摩爾／升；冠心病、腦梗塞及糖尿病等高危人群中，低密度脂蛋白膽固醇一般為2.6毫摩爾／升。

其次是總膽固醇，總膽固醇（TC）正常範圍在5.23～5.69毫摩爾／升。如果超過5.72毫摩爾／升，可視為血脂增高。

甘油三酯（TG）也是心腦血管病致病的危險因素，甘油三酯正常範圍差異較大，在0.56～1.7毫摩爾／升。如果超過1.7毫摩爾／升，為甘油三酯升高，是動脈粥樣硬化和冠心病的危險因素；如果低於0.56毫摩爾／升，稱為低甘油三酯血症。

在理論上，高血脂主要是指血清中的膽固醇和甘油三酯高。如果血中膽固醇＞220毫克／分升或甘油三酯＞150毫克／分升或高密度脂蛋白膽固醇＜35毫克／分升或低密度脂蛋白膽固醇＞140毫克／分升，都可統稱為高血脂症。高危人群中低密度脂蛋白膽固醇＞100毫克／分升，也稱為血脂異常，並需要干預。

高血脂是如何形成的呢？血脂受哪些因素影響呢？對人體有哪些危害呢？

簡單地說，在我們人體內，甘油三酯與低密度脂蛋白結合，就形成了低密度脂蛋白膽固醇，也就是「壞」膽固醇。如果它的指標高了，就成為最危險的致病因子，所以是重點防範對象。

如果是甘油三酯與高密度脂蛋白結合，可形成高密度脂蛋白膽固醇，不僅不促進動脈硬化斑塊的出現，還能抑制斑塊的形成，把血管壁上的膽固醇運給肝臟來分解。也

就是說，高密度脂蛋白膽固醇是血脂四項中唯一的抗動脈粥樣硬化脂蛋白，是「好」膽固醇，它的指標如果低了，才是致病的危險因素。

由此可見，瞭解血脂的指標，對於預防高血脂症，擁有健康的身體，是很重要的。

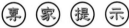

專 家 提 示

高血脂症本身沒有症狀，但老年人、絕經後婦女、長期吸菸酗酒者和有高血脂、肥胖、皮膚黃色瘤、冠心病、腦中風、糖尿病、腎臟疾病、喜歡吃糖的人，以及有高血脂家族史，應儘早檢查血脂。

妳知道嗎？

正確瞭解血脂水準

在生活中，血脂水準也易受非疾病因素的影響，如平時空腹血脂正常，但吃了豬油炒蛋2小時後到醫院去抽血查血脂，血脂水準就會比平時空腹水準高出許多。但是這種膳食所造成的影響只是一時的，通常在3小時後血脂就會變得正常。

此外，短期饑餓也可因儲存脂肪的大量動員，而使血脂含量暫時升高。所以，要去醫院檢查血脂時，醫生會要求您在晚餐後，不要再吃其他東西，空腹12小時後再抽血。

—→● 你在高血壓病易患人群中嗎？ ●←—

近年來，高血壓病已成為引人注目的流行病。據調查顯示，我國的高血壓患病率已由解放初期的6%上升到18.8%左右。

由於高血壓病與生活方式密切相關，很多人悄然進入易發人群而渾然不知。這就需要我們瞭解高血壓病的易發人群，從而早作防範。

在生活中有哪些危險因素？哪些人容易患高血壓病？以下是高血壓病的易發人群，可供參考：

1. 喝酒多的人

如果喝白酒每天超過100毫升，久而久之酒精在體內損害動脈血管使動脈硬化，血壓升高；如果同時又吸菸，則更會加重血壓升高的危險。

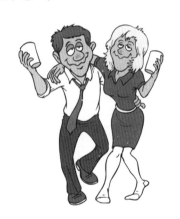

2. 喜歡吃鹹的人

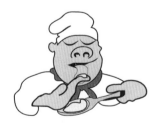

食鹽含有鈉，吃鹽多，攝入的鈉就多。鈉把身體內的水分牽制住，讓血的容量增大，從而造成高血壓。

3. 肥胖者

人之所以肥胖，主要是由於全身皮下脂肪增多使體重增加，血容量也增加，使心臟負擔加大，血管阻力增加，易發生高血壓。

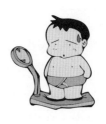

4. 工作壓力大的人

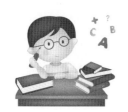

長期工作壓力大的人，會有精神緊張、情緒激動、焦慮過度等現象，加上體內生理調節不平衡，大腦皮質高級神經功能失調，易發生高血壓。

5. 妊娠婦女

妊娠婦女為高血壓綜合徵的易患人群，如果你是年輕初產婦及高齡初產婦，而且體形矮胖或營養不良，在妊娠20週以後若身體不適，一定要注意觀察自己的血壓。

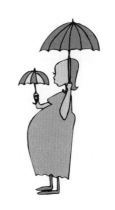

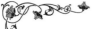 **專 家 提 示**

一旦發現有高血壓病，不必緊張，先接受醫生的檢查，尋找病因。有些高血壓病經過根治後，血壓就會恢復正常。

高血壓、高血脂

━━━━━━ • 血壓一天有何變化？• ━━━━━━

　　一個朋友最近被確診為高血壓病，但一天中晨起時的血壓值最高。這是為什麼呢？之所以如此，是由於一個人的血壓在一天之中不是恒定的。無論是健康人還是高血壓患者，血壓都有波動性。

　　一個人的血壓一天之中是怎麼變化的？從整體來看，血壓的變化是有一定規律的。一般來說，血壓在午夜0～3時最低，處於低谷，以後呈上升傾向；早晨起床後迅速上升，在8～9時達第一峰值；白天基本處於相對較高水準，17～18時出現第二峰值；自18時起，血壓下降，夜間處於相對較低水準。這就是血壓的晝夜節律。

　　血壓晝夜節律是如何形成的呢？它的形成主要與交感和迷走神經張力有關，這對適應機體活動、保護心血管活動和功能是有益的。當然，有部分高血壓患者，特別是老年患者與合併有心腦血管病的患者，正常的血壓晝夜節律可能消失，出現夜間高血壓或持續高血壓。

　　而晨起血壓增高，多見於老年人，其主要原因是老年人大動脈順應性較差。該類高血壓患者存在兩種表現形式：一種是夜間血壓低於白晝血壓；另一種為夜間血壓仍較高，不能降至正常水準。此兩種患者均會出現凌晨高血壓，正是因為如此，高血壓患者需用24小時無創血壓監測儀，定時測定並記錄。

　　此外，血壓一天之中還受其他因素的影響，如在活動、飽食、情緒激動、精神緊張或寒冷等狀態下血壓都會升高。另外，飯後、緊張和焦慮都能使血壓在很短時間內

上升,上升量因人而異。或者一個人在安靜狀態下突然受驚嚇而感到心跳加快、心慌時,其血壓值可能較平靜時迅速升高50毫米汞柱左右(對於健康人,這種血壓升高休息一下後就可迅速恢復)。

這種變化是不為意志控制的,而較小的變化是感覺不到的。所以,人的血壓可以在很短的時間內產生較大波動(波動量可以為10～30毫米汞柱或更大),而自身並沒有太明顯的感覺。

由此可見,一天中,每一個時間段的血壓是不一樣的。情緒好壞、運動休息、天氣變化、身體狀況每天每時都會隨意變化,因此如果想瞭解自己的血壓,一定要多觀察,但只要血壓基本正常就沒問題。

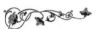   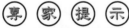

專 家 提 示

一般來說,早晨剛醒尚未起床時,測量為最準,因為此時血壓最接近基礎代謝標準血壓。

高血壓有哪些類型?

在知道了什麼是高血壓以後,我們最關心的就是高血壓都有哪些類型。高血壓的分類沒有既定的標準,我們根據其常見性在下面一一列出。

1. 原發性高血壓

正常人的收縮壓隨年齡而增高,40歲以下收縮壓不超

高血壓、高血脂

過18.7千帕（140毫米汞柱），以後每增長10歲，收縮壓可增高1.33千帕（10毫米汞柱）。80％～90％的高血壓是由於高血壓病（原發性高血壓）引起的，是以血壓增高為其主要臨床表現的一種疾病。

2. 繼發性高血壓

80％～90％的高血壓是由於原發性高血壓引起的，其餘10％～20％則是症狀性高血壓，即指在某些疾病中，作為症狀之一而出現高血壓，高血壓在這些疾病中可有可無，可為暫時性或持久性，故亦稱繼發性高血壓。

3. 波動性高血壓

每個人的血壓隨時隨地在變，在24小時監測下，即使是血壓正常者的收縮壓和舒張壓也有66千帕（50毫米汞柱）以上的變化。患者血壓波動于正常血壓、臨界高血壓以及高血壓值之間是常見的。由於這種波動，常常假設由正常血壓由波動性高血壓發展成固定性高血壓，血壓波動程度（波動性）不限於臨界性高血壓。血壓愈高，變異性愈大。成年人基礎血壓或靜息血壓較隨機血壓與心血管患病率相關顯著；測量兒童血壓時，周圍環境的影響可能具有重要意義。

4. 臨界高血壓

正常血壓與高血壓之間有一個過渡值範圍，這一範圍的血壓值稱為臨界高血壓或邊緣性高血壓，又稱高正常血壓。隨著高血壓診斷標準的改變，臨界高血壓的範圍也隨之變動，現在的高正常血壓範圍為：收縮壓130～139毫米

汞柱,舒張壓85～89毫米汞柱。臨界高血壓雖不屬於高血壓範圍,但其中有20%可能變為高血壓。

成人收縮壓在130～139毫米汞柱,舒張壓在85～89毫米汞柱,雖臨界高血壓不作為高血壓病,但其心血管病發病率及病死率比一般人群高,其中有一部分可能轉為確定性高血壓病,故應引起重視。

5. 老年性高血壓

隨著年齡的增長,人們高血壓病患病率逐漸增加。60歲以上老年人中,40%～45%有高血壓病,其中半數是單純性收縮期高血壓。

現已證明,收縮壓升高與舒張壓升高一樣,對老年人有同等危險性,故應重視老年性高血壓病的防治。

6. 體位性高血壓

所謂體位性高血壓是指患者在站立或坐位時血壓增高,而在平臥位時血壓正常。這種高血壓在國內高血壓患者中占4.2%,國外報導占10%。此病的特點是一般沒有高血壓的特徵,多數在體檢或偶然的情況發現,其血壓多以舒張壓升高為主,且波動幅度較大,個別嚴重者可伴有心悸、易疲倦、入睡快等。

血液檢查血漿腎素活性較正常人高,甚至超過一般高血壓患者。體位性高血壓的發生機制,一般認為可能與靜脈、靜脈竇的重力血管池過度充盈及神經反射有關。

7. 惡性高血壓

惡性高血壓病也稱急進型高血壓病,較少見,多見於

高血壓、高血脂

青壯年。可由緩進型高血壓惡化而來，或起病即為急進型高血壓。臨床上起病急，進展快，血壓升高明顯，常超過230 / 130毫米汞柱。惡性高血壓特徵性病變表現為細動脈纖維素樣壞死和壞死性細動脈炎。增生性小動脈硬化主要發生在腎小葉間動脈及弓形動脈等處，主要表現為內膜顯著增厚，內彈力膜分裂，SMC增生肥大，膠原等基質增多，使血管壁呈同心層狀增厚，如洋蔥皮樣。

病變主要累及腎和腦血管，常致腎、腦發生缺血性壞死和出血等，嚴重損害腎、腦功能。患者大多死於尿毒症、腦出血或心力衰竭。

專 家 提 示

在某些人群中，平時並不呈現任何高血壓症狀，但給以應激負荷後，則出現血壓增高超過正常範圍，稱之為潛在性高血壓。這是由於血壓的自動調節機制失調所引起的，即降壓機制功能不全或升壓機制功能亢進的結果。如調節偏離得不到恢復並繼續擴大，最後調節量從一個穩定態轉變到另一個穩定態，這個變化過程，就是潛在性高血壓的發生過程。如能早期發現潛在性高血壓的存在，採用非藥物性保健措施等，即可控制此型高血壓的發生、發展。

高血壓病防治誤區知多少？

高血壓病是我國的常見病、多發病，是目前造成人類心腦血管疾病死亡的主要原因之一。但是很多人對此病瞭解不多，甚至還存在以下的一些認識誤區：

1. 未弄清是否真是高血壓病

高血壓與高血壓病不等同，但是在生活中，很多人把高血壓當做高血壓病。其實高血壓僅是一種臨床徵象，正常人在劇烈運動、情緒激動、大量吸菸或應用某些藥物之後，血壓（尤其是收縮壓）都可能增高。所以，偶爾發現一次血壓增高並不一定就是高血壓病。如果連續3次非同日同時測得的血壓水準都超過正常範圍，達到或超過140／90毫米汞柱，就可以確認為高血壓病。

2. 選擇的降壓藥有問題

一般來說，低位的高血壓病要先進行非藥物治療。非藥物治療3～6個月仍不見效，才可考慮藥物治療。高血壓病的治療原則最重要的有兩條：個體化和堅持用藥。但目前，市場治療高血壓病的藥物很多，很多人不是根據醫囑服藥，而是自己買藥。事實上，患者如何服藥，應由醫生根據患者病情及治療反應進行綜合考慮。

此外，還要注意的是，多數降壓藥必須服用一段時間後，才能出現較為穩定的降壓作用。有些人吃一次或幾次降壓藥未見效果，便馬上換藥，或隨意加品種、加量。這

高血壓、高血脂

是錯誤的,這樣做不但血壓控制不好,還會引起許多副作用。

3. 不能堅持長期服藥治療

有些高血壓患者認為,只要把血壓降下來就可以了,就不用再服藥了,血壓升高了再服藥。事實上,此病的治療,一定要堅持長期服藥。要知道,有許多患者血壓降下來了,不服用又會升上去,患者的心、腦、腎病變發生率遠高於正常人。為什麼呢?

原因就在於血壓沒有持續平穩地降到目標血壓。

4. 不用藥亦可降壓

近年來,市場上有不少保健品及降壓器具,如降壓表、降壓帽、鞋墊等,這些產品的廣告做得非常好,但其功能遠沒有廣告中宣傳的那樣好。

因而,對絕大多數高血壓患者來說,降壓藥治療是最有效、最有益的選擇,不用藥而用保健品及降壓器具治療,是不明智的一種選擇。

5. 服用降壓藥時間有問題

患者選擇服藥時間很重要,應在自己的血壓達到高峰之前1～2小時服藥。很多人總是在睡前服用降壓藥,這是不對的。事實上,降壓藥物的使用時間,應該根據血壓動態監測的結果決定,如果是夜間血壓高,要在晚上吃;如果是白天血壓高,應該在早上吃;如果是凌晨血壓高,就要使用長效降壓藥。

此外,也有一些人活動後心率加快,血壓升高,所

以他們都是白天血壓高，如果這些人晚上用藥，反而容易引起低血壓，器官供血不足，甚至發生腦血栓、心絞痛、心肌梗塞等。因而，這些人最好是在白天服藥。

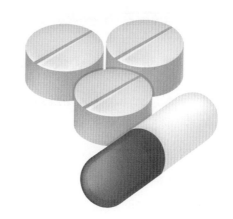

6. 忽視心理治療

高血壓病是一種身心疾病，心理變化可明顯影響血壓的高低，心理障礙甚至可使降壓藥失靈。精神負擔過重，心情不愉快，對各種生活事件缺乏思想準備或不能正確對待；或過度疲勞，休息不好，睡眠不足，都可導致血壓升高和影響服藥效果。而神經鬆弛、情緒安定具有良好的降壓作用，所以高血壓患者一定要保持平和的心態，要儘量排除不良心態的干擾和影響。

總之，高血壓病防治中有很多誤區，只有消除了這些誤區，才有利於治療。

 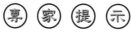   專 家 提 示

許多高血壓患者治病心切，喜歡作用快的降壓藥。其實，多年的高血壓應該緩慢、平穩地降壓，並能在24小時都可降壓。因此，高血壓患者應儘量用每日一次的長效降壓藥。

高血壓、高血脂

防治高血壓病從改變生活方式做起

很多人認為高血壓病就是血壓高，認為用降壓藥把血壓降下來就萬事大吉了，這也是不少高血壓患者容易走進的一個誤區。事實上，高血壓病的發生與多方面的因素有關，包括遺傳、膳食、肥胖、菸酒、精神心理因素等。因此，高血壓病的治療也需要採取綜合的手段。

在高血壓病的防治過程中，最重要的是調整自己的行為模式，消除不良的生活方式及飲食習慣，這對高血壓病的防治具有重要的作用。合理膳食、適量運動、戒菸限酒、心理平衡是人類健康的四大基石。

高血脂容易「青睞」哪些人？

高血脂是指血中膽固醇和／或甘油三酯過高或高密度脂蛋白膽固醇過低，現代醫學稱之為血脂異常。

近年來，隨著人們物質生活水準的不斷提高，人們的飲食結構有了很大的改變，再加上工作、生活的壓力及一些不良的嗜好習慣，以致高血脂症的發病率越來越高，一個不小心，就容易被此病侵害。

儘管此病初期多數沒有臨床症狀，卻有一些易發人群。研究資料表明，高血脂症更多地「青睞」如下人群：

(1) 有家族性遺傳高血脂症史的人。

⑵ 30歲以上男性或絕經後婦女。

⑶ 患有某些疾病的人群,如甲狀腺功能低下、糖尿病、腎病症候群、女性更年期等疾病的患者;有高血壓病等其他冠心病危險因素者。

⑷ 服用一些特殊藥物的人群,有些藥物可引起人體血脂代謝的紊亂,常見的藥物有類固醇和避孕藥。

⑸ 生活方式不良人群,如飲食不當(高熱量、高膽固醇、高飽和脂肪酸類的食物)、肥胖、運動量不足、吸菸,都會導致總膽固醇、低密度脂蛋白、甘油三酯上升,高密度脂蛋白下降。

⑹ 有冠心病、腦血管疾病或周圍動脈粥樣硬化病家族史者,特別是有直系親屬有早發病或早病逝者。

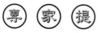

專 家 提 示

　　白領、知識份子,以及緊張、易疲勞、處於亞健康狀態的人,由於缺少運動,也易血脂異常。因而,這些人應該經常去醫院檢查自己的血脂。

高血壓病、高血脂症分類早知道

　　就像糖尿病一樣,高血壓、高血脂症對我們的身體與健康,形成了巨大的危害。但你知道高血壓病、高血脂症有哪些類別嗎?

高血壓、高血脂

1. 高血壓病的分類方法

根據高血壓的發病原因，可將其分為原發性高血壓和繼發性高血壓兩大類。

所謂原發性高血壓，就是指發病原因不明瞭的高血壓病。原發性高血壓占高血壓患者的95％以上，大多數患者有家族遺傳史。與原發性高血壓不同的是，繼發性高血壓是因全身性疾病引起的高血壓病，病因明確。如由腎臟疾病、內分泌疾病引起，或者由腦部疾病、腫瘤、外傷等引起。此外，某些藥物也可升高血壓，如激素、避孕藥、甘草浸膏等。

血壓是指血液對動脈血管內壁的壓力。過去，根據血壓高低，人們將高血壓分為輕度、中度、重度和最重度4種等級；後來，為了讓患者對病情有更清楚的認知，醫學界又將高血壓從輕、中、重、最重改為第1、2、3、4級高血壓。

最近的國內外指南傾向於最新的高血壓治療準則及控制高血壓的新標準，將高血壓的第3、4級合併為一級，共濃縮為3級；分別是：第1級（舒張壓90毫米汞柱，收縮壓140毫米汞柱以上）、第2級（舒張壓100毫米汞柱，收縮壓160毫米汞柱以上）、第3級（舒張壓110毫米汞柱，收縮壓180毫米汞柱以上）。

2. 高血脂症的分類方法

高血脂症是由各種原因導致血漿中膽固醇、甘油三酯以及低密度脂蛋白水準升高和高密度脂蛋白過低的一種

全身脂代謝異常的一種病，臨床分為Ⅰ、Ⅱ、Ⅲ、Ⅳ、Ⅴ五種類型，五型中任何一型脂代謝異常都會導致某特定脂蛋白升高。

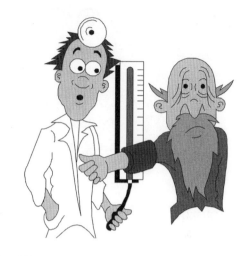

由判斷哪一型脂蛋白的升高，就可以判斷是哪一類型的高血脂症，最常見的是Ⅱ和Ⅳ型。

此外，根據發生異常改變的血脂成分不同，高血脂症可分為以下幾種類型：

(1) **高膽固醇血症**：通常情況下，正常人的血總膽固醇應低於5.2毫摩爾／升，如超過6.2毫摩爾／升，尤其是低密度脂蛋白膽固醇＞4.1毫摩爾／升，可診斷為高膽固醇血症。血總膽固醇含量介於二者之間者為邊緣性或臨界性升高，也屬不正常情況。

(2) **高甘油血酯症**：凡血液中甘油三酯超過1.7毫摩爾／升即為高甘油血酯症。高甘油血酯症病因也與飲食有關，長期進食含糖類過多的食品，飲酒，吸菸，以及體力活動過少都可引起高甘油血酯症。

(3) **混合性高血脂症**：血中總膽固醇與甘油三酯同時升高者即可診斷為本病。此病病因也與遺傳、飲食或其他疾病有關，由於兩種血脂成分均異常，以及高密度脂蛋白膽固醇常常明顯降低，可引發冠心病。

高血壓、高血脂

專 家 提 示

血脂異常確診後，還應檢測血糖、肝、腎功能和有關的心腦血管疾病的相關內容，並注意盡可能確定有無促發血脂異常的其他疾病，必要時還需化驗家族中有關成員的血脂，這樣才可以查明病因，為進一步治療打下基礎。

妳知道嗎？

高血壓、高血脂症會遺傳嗎？

儘管高血壓病、高血脂症確切病因尚不詳知，但有高血壓病家族史的人，如果又有不良嗜好和不良的刺激，易發生高血壓病。但如果養成良好的生活習慣，如少吃鹽、不吸菸、不飲酒、不肥胖，就可以不得高血壓病。此外，有的高血脂症發病與家族遺傳有關，其家人中多有血清膽固醇升高者，而且有的很年輕即發生了冠心病。這是因為大多數患者的發病是遺傳基因缺陷或者這種缺陷與環境因素相互作用所致，因而稱之為原發性高膽固醇血症。

少數患者的發病是其他疾病，如甲狀腺功能過低、慢性腎病、糖尿病所致，故稱為繼發性高膽固醇血症。不論本病為原發或繼發，它們常有血中的低密度脂蛋白膽固醇升高。血清膽固醇與低密度脂蛋白的增高是促發冠心病的重要危險因素，所以，高膽固醇血症的防治是預防冠心病與動脈粥樣硬化的關鍵措施之一。

高血壓病、高血脂症
容易導致哪些病症?

很多人認為得了高血壓病沒什麼危害。事實上,高血壓病是一種全身性的疾病,其早期僅表現為全身細動脈和小動脈痙攣,呈間斷性,而血管壁尚沒有明顯的器質性改變。當它發展到一定程度後,很容易引起冠心病、腦出血、心力衰竭等嚴重併發症。這一點,我們一定要重視。

高血壓病所致的併發症是如何引起的呢?為什麼在高血壓病的各種併發症中,以心、腦、腎的損害最為顯著?這是由於高血壓患者動脈壓持續性升高,引發全身小動脈硬化,從而影響組織器官的血液供應,造成各種嚴重的後果,成為高血壓病的併發症。具體原因與危害如下:

1. 冠心病

冠心病即冠狀動脈粥樣硬化性心臟病。由於高血壓與動脈粥樣硬化的關係是十分密切的,所以高血壓患者患冠心病的概率是正常血壓者的4～6倍,血壓越高,冠心病的發病率也越高。

為什麼會這樣呢?這主要是由於血壓升高,血液對血管的壓力增大,從而影響血管內皮及平滑肌細胞內膜的通透性,導致動脈內壁增厚,血管腔變得狹窄,血管彈性和柔韌性減弱,導致血管動脈粥樣硬化。

2. 腦出血

腦出血可以說是晚期高血壓病最嚴重的併發症。出血部位多在內囊和基底節附近,此病一般表現為偏癱、失語等。

高血壓病為什麼會引發腦出血呢？這是由於高血壓患者的腦內小動脈的肌層和外膜均不發達，管壁薄弱，如果再伴有痙攣，發生硬化的腦內小動脈就易發生滲血或破裂性出血（即腦出血）。

3. 心力衰竭

有一些高血壓患者的心臟會發生心力衰竭。這主要是高血壓會使負擔加重的心臟處於缺血、缺氧狀態，因而更易發生心力衰竭。

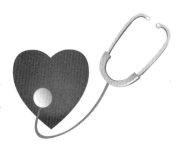

由於（主要是左心室）克服全身小動脈硬化所造成的外周阻力增大而加強工作，於是心臟發生心肌代償性肥大。左心室肌壁逐漸肥厚，心腔也顯著擴張，心臟重量增加，當代償功能不足時，便成為高血壓性心臟病，心肌收縮力嚴重減弱而引起心力衰竭。

4. 腎功能不全

在疾病的晚期，有一些高血壓患者還會出現腎功能不全。這主要是由於腎入球小動脈的硬化，使大量腎單位（即腎小球和腎小管）因慢性缺血而發生萎縮，並繼以纖維組織增生（這種病變稱為高血壓性腎硬化）。由於大量腎單位遭到破壞，會導致腎臟排泄功能障礙，體內代謝終端產物如非蛋白氮等不能全部排出，就會在體內形成潴留，從而使水鹽代謝和酸鹼平衡發生紊亂，造成自體中毒，引發尿毒症。

無獨有偶，高血脂症也會引發其他病症，並危害身體

與健康，具體原因與表現如下：

1. 引發腎小球硬化、腦動脈硬化、腦梗塞等

高血脂症可引起血管內皮細胞損傷和灶狀脫落，導致血管壁通透性升高，血漿脂蛋白進入，沉積於血管壁內膜。同時，可引起巨噬細胞的清除反應和血管平滑肌細胞增生並形成斑塊，而導致腎動脈硬化、管腔狹窄，可使腎臟發生缺血、萎縮、間質纖維增生。

如果腎血管阻塞則相應區域梗塞，梗塞灶機化後形成瘢痕，可導致腎小球硬化。在腎外則可加速冠狀動脈硬化的發生，導致冠心病和增加患者發生心肌梗塞的概率。同樣，其他部位的動脈硬化則導致相應的疾病，如腦動脈硬化、腦梗塞等。

2. 腎小球損傷

高血脂症可引起脂質在腎小球內沉積。所謂腎小球內沉積是指低密度脂蛋白啟動循環中單核細胞，並導致腎小球內單核細胞浸潤，從而引發或加重炎症反應。同時，腎小球的系膜細胞、內皮細胞均能產生活化氧分子，促進脂質過氧化，氧化的低密度脂蛋白（OX-LDL）具有極強的細胞毒作用，從而導致腎組織損傷。

此外，高血脂症還能引起腎小球系膜基質中膠原、層黏連蛋白及纖維蛋白增加，這些成分均與腎小球硬化直接相關。

高血脂可引發高血壓，誘發膽結石、胰腺炎，加重肝炎，導致男性性功能障礙、老年癡呆等疾病。最新研究提示，高血脂可能與癌症的發病也有關。

高血壓、高血脂

總之，高血壓病與高血脂症後期會引發各種併發症，對身體造成極大的危害。因而，如果得了此病，一定要早治療。

專 家 提 示

高血壓病、高血脂症的併發症一般都是在患了高血壓病10年後才發生。它可單獨發生，也可以是多種病同時發生。如果你有多年的高血壓病史，一定要隨時到醫院檢查，以防高血壓病、高血脂症併發症的發生。

妳知道嗎？

你瞭解動脈粥樣硬化與血脂的關係嗎？

血脂是人體中一種重要物質，有非常重要的功能，但是我們體內的血脂不能超過一定的範圍，否則就易造成血稠。血脂中的成分在血管壁上沉積，逐漸形成小斑塊，這就是我們常說的動脈粥樣硬化。

如果這些斑塊增多、增大，逐漸堵塞血管，就會使血流變慢，嚴重時血流可中斷。這種情況如果發生在心臟，就易引起冠心病；發生在腦，就會出現腦中風；如果堵塞眼底血管，將導致視力下降、失明；如果發生在腎臟，就會引起腎動脈硬化、腎衰竭；發生在下肢，會使下肢出現肢體壞死、潰爛等。

揭開高血壓、
高血脂的真相

　　高血壓病、高血脂症是最常見的
心血管疾病之一，由其引發的心腦血
管疾病的病死率已位居所有疾病的第
一位。在這裏，我們為你揭開高血
壓、高血脂的真相……

高血壓、高血脂

高血脂症的自我檢測

　　高血脂症是引起嚴重心血管病最主要危險因素，因而，對於高血脂症一定要做到早發現、早治療。我們如何才能做到早發現呢？你可以從以下幾方面進行血脂自測。

　　自測血脂，可以從以下幾方面入手：

　　⑴ 你時常頭昏腦脹嗎？

　　如果你經常這樣，特別是在早晨起床後感覺頭腦不清醒，早餐後好一些，午後極易犯困，但夜晚很清醒。就要注意了。

　　⑵ 你有瞼黃疣嗎？

　　這是中老年婦女血脂增高的信號，瞼黃疣一般位於眼瞼上，為淡黃色的小皮疹，剛開始時為米粒大小，略高出皮膚，嚴重時則會佈滿整個眼瞼。

　　⑶ 你腿肚經常抽筋嗎？

　　如果你經常這樣，並常感到刺痛，就要注意了，因為這可能是膽固醇積聚在腿部肌肉中影響血管功能的表現。

　　⑷ 你有黑斑嗎？

　　如果短時間內你的面部、手部出現較多黑斑（斑塊較老年斑略大，顏色較深），記憶力及反應力明顯減退，也可能是血脂異常的表現。

　　⑸你能看清東西嗎？

　　如果你看東西總是一陣陣地模糊，就是血液變黏稠，流速減慢，使視神經或視網膜暫時性缺血、缺氧所致。

測試答案：

　　以上的5道問題，回答「是」者計1分，分數越高，得高血脂症的可能性就越大。你如果得2分，患病危險性很小；3分為危險性中等；大於3分，那就應該及早去醫院檢查了。

高血壓病因，你知多少？

　　你得過高血壓嗎？你的親人中有高血壓患者嗎？如果你的答案是肯定的，並想要去瞭解高血壓，特別是對它的病因，此時你的眼神中一定充滿了探究。

　　高血壓病作為目前最常見的疾病，其發病率非常高，據調查顯示，在我國，15歲以上的人群裏，每5個人就有一個人患此病。

　　那麼，高血壓病的致病原因是什麼呢？這主要與飲食偏頗不節、不良生活習慣、不良情緒、遺傳等因素有關。具體如下：

1. 遺　傳

　　父母雙親其中一方有高血壓者，其子女要比雙親均無高血壓的子女患病率高出1.5倍；雙親均有高血壓者，則其子女患高血壓病概率要高2～3倍。研究證明，遺傳性高血壓女性患者的乳汁，有可能是將高血壓遺傳給後代的一

高血壓、高血脂

種介質。調節其後代在嬰兒期的飲食，有望降低他們患高血壓病的概率。

2. 不良生活方式

現在，45歲以下人群患高血壓病的人數非常多，而且增加的速度也非常快，這主要是因為不良的生活方式。生活好了，人們吃得越來越多，越來越好，有的人超重、肥胖，很多人吸菸，加上有些人口重，鈉鹽的攝入量過高。這些都是此病的致病因素。

3. 不良情緒

不良情緒也是高血壓病的致病因素之一，如緊張、憂慮、憤怒等。一個人如果長期處於精神緊張狀態或常遭受精神刺激，也易引起高血壓。如汽車、飛機駕駛員，長期超負荷腦力勞動者，由於大腦長期處於緊張狀態，都可能造成血壓升高。

4. 性　格

性格是引發高血壓的一個十分重要的原因。這是由於高血壓與性格、情緒及心理狀態密切相關，易急躁、易發怒、易激動性格的人，最易患高血壓病。

5. 肥　胖

在高血壓患者群中30%以上的患者屬超重肥胖。可見，肥胖也是高血壓病的致病因素。這主要是由於肥胖者體內血容量增高，心排出量高，腎上腺素活性增高，可導

致血壓升高。

6. 年　齡

隨著年齡增加，老人的血管彈性差，小動脈阻力增加，因而血壓隨之增高。持久的高血壓會使動脈壁損傷和變化，從而加重動脈硬化，二者互為因果關係，故老年人容易發生高血壓病。

以上是高血壓病的一些致病原因，但由於高血壓發病隱匿，沒有什麼特殊的症狀，容易被忽略，等到發現的時候往往已經對身體、心臟有了損害，治療起來就比較困難。因此，在生活中，有以上不良生活方式的人，一定要改變自己的生活方式。

專 家 提 示

高血壓病較常見的病症有頭痛，多發生在枕部，尤其易發生在睡醒時；還有頭暈、眼花、失眠、四肢麻木等不適反應，因此發現有上述症狀時，應及早去醫院做進一步檢查。

妳知道嗎？

疾病會引發高血壓嗎？

疾病會引發高血壓這不是聳人聽聞，而是一個事實，

高血壓、高血脂

如腎臟疾病與內分泌性疾病。

腎臟疾病引發高血壓，最常見的是急、慢性腎小球腎炎及糖尿病腎病等。急性腎炎多起病急，常有鏈球菌感染史，主要表現為發熱、血尿、水腫等。如果化驗小便，尿中會有蛋白、紅細胞和管型。急性腎炎治療不徹底，可反覆水腫、明顯貧血、血漿蛋白低，甚至出現噁心、嘔吐、抽搐、尿素氮、肌酐明顯升高等症狀，這些都是慢性腎炎併發尿毒症的症狀。

內分泌性疾病引起高血壓，多見於嗜鉻細胞瘤。病變主要是腎上腺髓質或交感神經節大量分泌去甲腎上腺素和腎上腺素，其次是原發性醛固酮增多症。病變主要是腎上腺皮質增生或腫瘤，致使醛固酮分泌增多，血壓升高。

哪些因素易導致高血脂症？

近年來，我國高血脂症、冠心病等「富裕性」疾病的發病率明顯上升，這類疾病是威脅中老年人健康的重大殺手之一，特別是高血脂症。為什麼高血脂症的發病率如此高呢？這主要是由於飲食失當或不良情緒所致。具體因素如下：

1. 飲食因素

人體內的脂肪物質是身體所必需的主要能量來源，但是若體內的脂肪過剩，在其他損傷因素的協同作用下，會

沉積在動脈血管壁內，產生粥樣硬化斑塊，使血管腔逐漸變窄或阻塞，引起供血的組織器官缺血或梗塞。

脂肪來源於體內和體外兩條途徑。前者主要在肝內合成，而後者靠飲食來攝取。因而，如果攝食過度或嗜食肥膩甘甜厚味，過多脂肪隨飲食進入人體，分解不及，滯留血中，則會讓血脂升高。

此外，糖類攝入過多，也可影響胰島素分泌，加速肝臟極低密度脂蛋白的合成，從而導致高甘油三酯血症。膽固醇和動物脂肪攝取過多，或長期攝入過量的蛋白質、脂肪、碳水化合物以及膳食纖維攝入過少等，也可引發此病。

2. 不良情緒

一般來說，不良情緒也是引發此病的一個重要因素。這是由於思慮傷脾，脾失健運；或鬱怒傷肝，肝失條達，氣機不暢，膏脂運化輸布失常，從而使血脂升高。

3. 肥　胖

醫學研究表明，肥胖症常繼發引起血甘油三酯含量增高，部分患者血清膽固醇含量也可能增高，主要表現為IV型高脂蛋白血症，其次為 II b 型高脂蛋白血症。因而，如果人到中年，變得過胖時，一定要注意控制自己的體重。

4. 年老體衰

一般來說，血脂和脂蛋白通常隨年齡增長而增高，這是由於老年人血脂和脂蛋白的代謝全面降低而致。通常

高血壓、高血脂

男性到50歲，女性到65歲左右，膽固醇和三醯甘油達到峰值。上海市438名老年人的血脂及脂蛋白調查結果顯示：市區老年組的血清脂質顯著高於青年組。老年人的血脂濃度隨體重增加、活動減少、伴有高血壓病及冠心病而有所增高。

5. 缺少運動

生命在於運動。但人到中年，大多喜靜少動或生性喜靜、貪睡少動；或因職業工作所限，終日伏案，多坐少走。這樣，人體的氣機就會失於舒暢，膏脂來不及轉化，沉積體內，血脂就會升高。

6. 疾　病

有一些高血脂症，如繼發性高血脂症是指由於其他原發疾病所引起的高血脂症，這些疾病包括：肝臟疾病、糖尿病、肝病、甲狀腺疾病等。如果人有肝臟疾病，其脂質和脂蛋白代謝也必將發生紊亂。

不論何種原因引起的脂肪肝，均有可能引起血脂和極低密度脂蛋白含量增高，表現為IV型高脂蛋白血症。及至後期，肝細胞損害進一步發展，血漿甘油三酯和極低密度脂蛋白含量反而降低，甚至出現低脂蛋白血症。

7. 遺　傳

遺傳可由多種機制引起高血脂症，某些病變可能發生在細胞水準上，主要表現為細胞表面脂蛋白受體缺陷以及細胞內某些酶的缺陷（如脂蛋白脂酶的缺陷或缺乏），也

可發生在脂蛋白或載脂蛋白的分子上，多由基因缺陷引起。

此外，吸菸、季節氣溫變化、月經、妊娠等，也可引起血清膽固醇水準的明顯波動，從而導致高血脂症。所以，要想防治此病，除了藥物治療，還要保持健康的生活方式，少吃鹽，多吃低脂食品，增強運動。

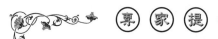

（專）（家）（提）（示）

　　有些藥物會影響血脂水準，如皮質類固醇、促腎上腺皮質激素、雌激素、腎上腺素、去甲腎上腺素、孕激素雌激素合用(口服避孕藥)、β受體阻滯劑(普萘洛爾、氧烯洛爾)等。所以，如果需要用以上藥物時，一定要小心，謹遵醫囑，切不可自己胡亂用藥，否則會導致血脂異常。

高血壓病有什麼症狀？

　　你經常頭痛、頭暈、注意力不集中嗎？你最近記憶力減退、肢體麻木、夜尿增多、心悸嗎？

　　如果你有以上的症狀，就要及早去看醫生了。因為這些是高血壓病的症狀。

　　一般來說，高血壓病早期無症狀或症狀不明顯，僅僅會在勞累、精神緊張、情緒波動後發生血壓升高，並在休息後恢復正常。但隨著病情的發展，則會呈現以下症狀：

高血壓、高血脂

1. 頭　暈

　　頭暈為高血壓病最多見的症狀。有些是一時性的,常在突然下蹲或起立時頭暈;有些是持續性的。頭暈是患者的主要痛苦所在,持續性的常頭暈會妨礙思考,降低工作效率,使注意力不集中,記憶力下降,對周圍事物失去興趣。當出現高血壓危象或椎—基底動脈供血不足時,患者可出現與內耳眩暈症相類似的症狀。有些長期血壓增高的患者對較高血壓已適應,當服降壓藥將血壓降至正常時,也會因腦血管調節的不適應產生頭暈。

2. 頭　痛

　　頭痛也是高血壓常見症狀,疼痛部位多在額部兩旁的太陽穴和後腦勺。高血壓引起的疼痛多為持續性鈍痛或搏動性脹痛,甚至有炸裂樣劇痛。常在早晨睡醒時發生,起床活動及飯後會有所減輕。

3. 胸悶心悸

　　此症狀的出現是由於患者的心臟受到了高血壓的影響,血壓長期升高會導致左心室擴張或者心肌肥厚,這都會導致心臟的負擔加重,再進一步就會發生心肌缺血和心律失常,此時,高血壓患者就會感到胸悶心悸。

4. 注意力不集中,記憶力減退

　　注意力不集中、記憶力減退為高血壓病最多見的症狀之一,並且會隨著病情發展而逐漸加重。

具體表現為注意力容易分散，近期記憶減退，常很難記住最近的一些事情，而對過去的事，比如童年時代的事情記憶猶新。

5. 出　血

之所以出現此症狀，是由於高血壓可致動脈腦硬化，讓血管彈性減退，脆性增加，所以易破裂出血。

其中比較多見的是鼻出血，其次是結膜出血、眼底出血、腦出血等。

6. 肢體麻木

最常見的為手指、足趾麻木，皮膚如蟻行感，項背肌肉緊張、酸痛。此外，也有一些患者常感手指不靈活。如果肢體麻木時間長，而且固定出現於某一肢體，並伴有肢體乏力、抽筋、跳痛時，應及時到醫院就診，不然，就會有腦中風發生。

總之，如果在生活中，你的親人出現莫名其妙的頭暈、頭痛或上述其他症狀時，都要考慮是否患了高血壓病，此時要及時測量血壓。若已證實血壓升高，則趁早治療，堅持服藥，這樣才能避免病情進一步發展。

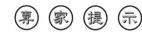

（專）（家）（提）（示）

高血壓病的症狀與血壓升高的水準並無正比關係。高血壓患者不能以症狀的輕重來估計血壓的高低和決定降壓藥物的服用劑量。

高血壓、高血脂

━━► 高血脂症有這些症狀時一定要注意 ◄━━

血脂高易造成血稠，引發動脈粥樣硬化後，使血流變慢，嚴重時血流甚至會被中斷，容易引發心腦血管疾病，誘發膽結石、胰腺炎，加重肝炎，導致男性性功能障礙等。但輕度高血脂症患者通常沒有任何不舒服的感覺，只有當病情發展到一定程度時，高血脂症才有如下症狀：

1. 頭暈目眩、頭痛

由於高血脂的發病是一個慢性過程，輕度高血脂症通常沒有任何不舒服的感覺，較重的會出現一些靶器官受損症狀如頭暈目眩、頭痛、胸悶、氣短、心慌、胸痛、乏力、口角歪斜、不能說話、肢體麻木等，最終會導致冠心病、腦中風等嚴重疾病，並出現相應症狀。

2. 高血脂症胰腺炎

高血脂症一般表現不是很明顯。絕大多數的高血脂症自己沒有感覺，大多是在檢查身體時，或者做其他疾病檢查時被發現的。

若甘油三酯過高（＞10毫摩爾／升）可能會引發急性胰腺炎。

3. 黃色瘤

眼睛眼皮上面可以出現兩塊黃色的斑，這是黃色瘤。若臉上有黃色瘤這是高血脂症的症狀。

4. 高血脂症的併發症

高血脂症可以併發多種其他病,如併發動脈硬化、併發心臟疾病、出現腦供血問題、出現肝功能異常或者腎臟出問題等,甚至有的還會併發高血脂症胰腺炎,這些都可能成為高血脂症的症狀。

總之,高血脂症是一位「無聲的殺手」。它與高血糖、高血壓既是主凶,也是幫兇,它們互相影響。因而,在生活中,如果我們發現自己身體有以上表現,一定要重視起來,並及早到醫院檢查治療。

專 家 提 示

對於高血脂症絕對不能忽視。當血脂還是輕度升高時,就應當要重視防治,這樣血脂才能得到有效控制,否則後果會很嚴重。

體重與高血壓病、高血脂症有什麼關係嗎?

現在,人們生活水準提高了,我們身邊的胖子越來越多,體重越來越遠離健康的標準。「千金難買老來瘦」是有一定道理的,臨床調查顯示,體重的高低、體形的胖瘦與高血壓病、高血脂症的發病率有一定的關係。相對而言,肥胖的人比較容易得高血壓病與高血脂症。

高血壓、高血脂

現代醫學研究認為，肥胖人的脂肪代謝有以下特點：血漿游離脂肪酸升高，膽固醇、甘油三酯、總脂等血脂成分普遍增高。肥胖人的血漿膽固醇水準在5.2毫摩爾／升以上的可占55.8%。之所以如此，是因為肥胖患者的機體組織對游離脂肪酸的動員和利用減少，導致血中的游離脂肪酸積累，血脂容量升高。碳水化合物引起的高甘油三酯血症的患者容易肥胖。當這類患者進食的碳水化合物較多或正常時，血漿的甘油三酯升高；而減少碳水化合物的攝入量，高血脂症就可好轉甚至消失。同樣，體重下降也能讓血漿中的甘油三酯下降到正常水準。血漿膽固醇和甘油三酯的升高與肥胖程度成正比。

此外，血液中甘油三酯和膽固醇升高的水準與肥胖程度成正比。膽固醇包括俗稱「壞膽固醇」的低密度脂蛋白，它沉澱附著於血管壁，引起動脈硬化；還有所謂「好膽固醇」則是高密度脂蛋白，具有洗滌動脈的功能。肥胖的人不單只有總膽固醇值較高，且擁有的低密度脂蛋白也較多，而高密度脂蛋白較體重正常者少。

肥胖的人得高血壓病者比正常體重者高2倍以上。早在50年前，美國科學家在對22714名美國軍人進行的一項調查研究中發現，體重超重和短暫性血壓升高同時存在時，發展成持續性高血壓的概率是無短暫性血壓升高、體重正常者的12倍。

肥胖發生的機制主要與攝食過多、耗熱過少、飲食習慣、遺傳因素以及內分泌失調導致機體脂質代謝失常等因素有關。肥胖者的高血壓可能由造成肥胖的同一機制或與之平行的機制所觸發，如高熱量、高脂肪飲食、攝鹽過量

等都容易使人發胖，而這些因素同時又是導致高血壓的直接原因。

　　儘管從統計的角度看，肥胖與高血壓病、高血脂症有著直接的聯繫，肥胖的人也不必過於擔心。為了健康。我們一定要積極控制飲食，減少食用紅色肉類和奶製食品，多食蔬菜、水果、豆類和魚類，減輕體重。此外，也可多做游泳、慢跑等非劇烈運動，或晨起到公園跑步，欣賞朝陽和嗅一嗅新鮮的空氣。如果這些方法仍不能使血脂降至理想水準時，就必須開始藥物治療。

專 家 提 示

　　高血壓病與高血脂症其實是一種群體性疾病，任何人都有可能發病，只是多見於肥胖的人群，有時瘦人也照樣可以發病。所以，瘦人也不能對它掉以輕心，一經發現，也需要積極控制飲食，必要時選擇藥物治療。

妳知道嗎？

肥胖的人是好發高血脂人群

　　説起高血脂的好發人群，人們的第一印象是體重超重或肥胖的人。一個人如何判定自己是否肥胖呢？18歲以上的成年人可以用體質指數來衡量。體質指數＝體重（千克）／身高的平方（平方米）。一般而言，男性體質指數

高血壓、高血脂

>25千克／平方米，女性體質指數>24千克／平方米即為肥胖。而在肥胖者當中，猶以中心型肥胖危害最大。有句俗語：「腰帶越長，壽命越短。」統計資料表明：腰圍／臀圍比值增高者（男性>1.0，女性>0.8）常伴有血脂水準的增高，是冠心病潛在的危險因素。

———• 年輕人易患高血脂症嗎？ •———

血脂異常致病是一個非常緩慢的過程，因為缺乏不舒服的感覺，往往不能及時發現；同時在認識上，也存在誤區。如很多人認為，高血脂、動脈硬化等疾病是中老年人的專利，但隨著生活節奏的加快，生活、工作壓力的加大，一些平時應酬多、飲食肥膩，再加上缺乏體育鍛鍊、過了30歲的年輕人，慢慢成為高血脂症的易發人群。因而，那些認為高血脂、動脈硬化等疾病是中老年人專利的觀念，早應被淘汰。

據上海、北京等地的一項調查顯示：年輕白領階層中高血脂、脂肪肝、動脈硬化問題普遍存在。其中，20～40歲人群高血脂的檢出率接近20％，幾乎每5個體檢的中青年人中就有一人血脂超標。這一年齡段高血脂的檢出率甚至高於60～70歲年齡段。

由此可見，當代年輕人不能忽略高血脂的危險因子，必須注意自己的血脂水準、肥胖、脂肪肝等問題，及時、定期到醫院檢查血脂。一般來說，正常人應該每兩年檢查

一次血脂，40歲以上的人應每年檢查一次血脂。

專 家 提 示

有家族高血脂症史、體形肥胖、長期吃糖多、長期吸菸和酗酒、習慣靜坐、生活無規律、情緒易激動、精神常處於緊張狀態的人群，以及已經患有冠心病、高血壓病、腦血栓病的患者，應在醫生的指導下定期檢查血脂。

妳知道嗎？

甘油三酯的正常值是多少？

甘油三酯的正常血脂標準用膽固醇和低密度脂蛋白做參考，因為這兩項是比較重要的標準，膽固醇可以在220毫克範圍，不超過220毫克，以此為標準計算是5.7毫摩爾；低密度脂蛋白一般不超過140毫克，標準是3.64毫摩爾。

如果一個人家裏有高血壓患者，或者他自己有高血壓病、抽菸，或者父母都有冠心病，他的標準就不是這些了。他的膽固醇應該在200毫克，就是5.2毫摩爾，低密度脂蛋白是120毫克。如果一個人得了糖尿病，這時標準更嚴格，膽固醇不能高於180毫克，就是4.68毫摩爾；低密度脂蛋白不能高於100毫克，就是2.6毫摩爾。正常範圍來說，化驗單給的結果往往是什麼都沒有的數字，但是不能

高血壓、高血脂

完全根據這個來判斷，要因人而異。

● 高血壓病也流行 ●

　　有人預測，隨著人口的增長和預期壽命的延長，心血管疾病將一直是導致全球人口死亡的主要原因。我國每年死於腦中風與高血壓併發症者在150萬以上，致殘者達數百萬。因此，高血壓是中年以後心血管病的主要根源。在性別與患病的關係方面，高血壓病的發病率是男性大於女性，而生存率則是女性高於男性。

　　調查顯示，高血壓病的發病率有隨年齡增長而增高的趨勢。有資料表明，40歲以下的高血壓患者僅占總患病數的10％左右，大多數患者（約90％）均為40歲以上的中老年人。國內有一項調查顯示各年齡組的高血壓病發病率是：4～14歲為0.86％，15～20歲為3.11％，21～29歲為3.91％，30～39歲為4.95％，40～49歲為8.60％，50～59歲為11.38％，60～69歲為17.23％。以上這些資料到現在為止又翻了1～2倍。

　　女性的高血壓病還經常發生在更年期，這也提示本病發生隨著年齡的增長而增加的現象，既有內在生理變化的因素參與，又與外界因素長時間作用有關。

　　不同職業的高血壓病患病率有較為明顯的差異。從事腦力勞動的人，其高血壓病的患病率要高於從事體力勞動的人。在工作繁忙又緊張、注意力需要高度集中、體力活

動較少的崗位上工作的人,如會計人員、售票員、報務員、教師、駕駛員等,患病率明顯升高。

資料表明,在農村從事傳統農業的人,高血壓病患病率低於城市體力勞動者和城市半腦力勞動者。高血壓病的患病率為城市半腦力勞動者＞城市體力勞動者＞農村勞動者,可見高血壓病易發生在腦力勞動的職業人員中。

人到中年以後,得高血壓病的概率大大地增加了。因此,40歲以上的人群應注意檢測血壓,並要在未病時就積極地預防和調養。

妳知道嗎?

年齡與高血壓的關係

人在生長發育過程中,血壓也有相應的變化。一般來說,到了40歲後血壓逐漸升高,主要是指收縮壓,而舒張壓不超過90毫米汞柱。這種正常範圍內的增高,反映了小動脈隨著年齡增長,彈性逐漸減弱的情況,這是正常的生理變化。

如果再加上一些其他因素,如遺傳、肥胖等,使老年人中高血壓病的發病率顯著高於中青年。

高血壓、高血脂

血脂測定要注意

血脂異常是引發心臟病的一個重要因素,同時,由於高血脂症導致心腦血管疾病是一個相當緩慢的過程,疾病常常從青壯年時期就開始侵襲血管,早期幾乎沒有任何症狀,所以人到中年,要定期檢查血脂。

一般來說,在檢查血脂前,要注意以下幾點:

1. 禁 食

像檢查胃腸一樣,在採血前一天晚10時就要開始禁食,這樣才能在次日早上9~10時採取靜脈血,即空腹12小時以上於晨間取血。

2. 飲食要清淡

在取血化驗前的最後一餐,飲食一定要清淡,要忌食用高脂食物;同時要注意不能飲酒,喝酒會明顯升高血漿富含甘油三酯的脂蛋白及高密度脂蛋白濃度,使化驗結果不準確。

3. 保持良好的心態

由於血脂水準可隨一些生理及病理狀態變化,如創傷、急性感染、發熱、心肌梗塞、婦女月經、妊娠等,因而血脂檢查最好在生理和病理狀態比較穩定的情況下進行。

4. 服用某些藥物

　　檢查前不要服用某些藥物，如避孕藥、β 受體阻滯劑（如普萘洛爾）、大劑量噻嗪類利尿劑（如氫氯噻嗪、氯噻酮）、激素類藥物等。這些藥物可影響血脂水準，從而導致檢驗的誤差。

　　總之，由於血脂檢查易受許多因素的影響，因而到醫院化驗前，一定要注意上述幾種情況，這樣才能確保檢查結果的準確無誤。

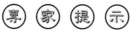

　　如果檢查出血脂異常，不要著急，應當間隔一段時間後，再次復查血脂，最後請醫生確診是否為高血脂症。

妳知道嗎？

為什麼冠心病患者都要查血脂？

　　冠心病患者上醫院看病時，醫生一般都會建議患者檢查血脂，這是由於血脂異常是冠心病主要的致病危險因素之一。而檢查血脂不僅可瞭解患者有無血脂異常及其血脂異常的程度和類型，而且還可以指導冠心病患者進行治療。降脂治療必須根據患者血脂異常的程度和類型來選擇不同的治療方案。

高血壓、高血脂

高血壓與缺鈣也有關

　　鈣是構成人體的重要組成成分，鈣和磷相互作用，會製造健康的骨骼和牙齒；鈣還可和鎂相互作用，維持健康的心臟和血管。正常人體內含有1000～1200克的鈣，身體如果缺少鈣，會對我們的身體健康造成極大的危害。

　　也許你不相信，但近年來科研人員發現，人群平均每日鈣攝入量與血壓水準呈顯著負相關，即日鈣攝入量多的血壓低，少的則血壓高。具體為日均攝鈣量每增加100毫克，平均收縮壓水準可下降0.3千帕（2.5毫米汞柱），舒張壓水準可下降0.17千帕（1.3毫米汞柱），可見鈣吸收減少是高血壓病的發病原因之一。

　　如果想有一個好的身體，就必須保持鈣的正常吸收；對於高血壓患者來說，如果想有一個穩定的血壓，最好及時補鈣。

　　鈣對人體有以下重要作用：

　　⑴ 鈣具有穩定作用。鈣與細胞膜結合可降低細胞膜通透性，讓血管平滑肌鬆弛。

　　⑵ 鈣自身可阻斷鈣的通道，讓細胞外的鈣離子無法進入細胞內。

　　⑶ 醫學研究發現，40％的血壓升高與甲狀旁腺有關。甲狀旁腺可產生一種耐高熱的多肽物質，這是引起高血壓的罪魁禍首，稱為致高血壓因子。致高血壓因子的產生受低鈣飲食刺激，而高鈣飲食可抑制它的產生。

　　在生活中，哪些食物中有鈣的成分呢？

　　大豆及豆製品、奶及乳製品、魚、蝦、蟹、蛋、木

耳、紫菜、雪裏紅等食物含鈣較多，在日常生活中應經常
食用這些食品。

　　總之，如果我們的膳食中鈣不足可讓血壓升高，因此
及早注意飲食中鈣的供應和吸收，對高血壓病的防治是有
益的。

 專 家 提 示

　　假如您經常飲用碳酸飲料，就要注意補
鈣。因為這些飲料中含有極高的磷，會消耗人體
的鈣，增加患骨質疏鬆症的概率。

妳知道嗎？

補鈣小常識

　　鈣能夠囤積骨本，預防女性更年期因骨質流失引起的
骨質疏鬆症；鈣對預防女性卵巢癌的發生具有保健作用。
但補鈣應注意以下4點：

　　(1) 補鈣同時一定要注意維生素D的補充，因為維生素
D體內量的多少直接影響鈣的吸收，所以多曬太陽，增加
維生素D的合成對補鈣有十分重要的意義。

　　(2) 草酸、植酸會和鈣結合形成不溶性鈣，影響鈣的
吸收。

　　(3) 磷與鈣也可形成正磷酸鈣，當鈣磷比小於1時，則
影響鈣在人體內的駐留，會引起骨質疏鬆。

(4) 鈣與鎂並用時，其比率應為鈣：鎂＝2：1。碳酸飲料中含有極高的磷，會消耗人體內的鈣，因此常飲碳酸飲料者應注意補鈣。

- -

老年高血壓有哪些特點？

高血壓是導致老年人充血性興衰、腦中風、冠心病、腎衰竭、主動脈瘤的發病率和病死率升高的主要危險因素之一，嚴重影響老年人的健康、長壽等生活品質，是老年人最常見的疾病之一。

所以，作為高血壓的一種特殊類型，老年人高血壓正日益成為重要的研究課題。20世紀90年代高血壓病治療的重要進展之一，就是老年高血壓患者經過有效降壓治療，能顯著減少心腦血管病發病率和病死率。這證明在心血管病高發的這類人群中，實施降壓治療不僅是可行的、安全的，而且獲得的益處較大。

近年來，對老年高血壓的研究有了較大進展，它主要有以下特點：

1. 收縮壓與舒張壓相差較大

老年人各器官都呈退行性變化，尤其是心血管系統，動脈硬化明顯，幾乎成了無彈性的管道。心臟射血時主動脈不能完全膨脹，動脈內驟增的血容量得不到緩衝，使收縮期血壓增高，而舒張壓相對較低，導致脈壓差增大。

2. 血壓波動大

表現為患者活動時血壓增高，安靜時較低；冬季偏高，夏季偏低；而且血壓越高，其季節性波動越明顯。老年高血壓患者血壓在24小時以內，以及在一個較長時期都有較大波動，容易發生體位性低血壓，這與老年人壓力感受器官調節血壓的敏感性減退有關。

3. 併發症多

老年人由於生理功能減退，患高血病壓後容易引起心、腦、腎的併發症，如心絞痛、心肌梗塞、腦中風、腎功能不全等，此時需特別注意，不要應用使同時患有的其他疾病加重的藥物。

4. 惡性高血壓罕見

老年高血壓以良性高血壓居多，惡性高血壓極少。表現為起病緩慢，進展慢，症狀多不典型或無明顯自覺症狀，病情常在體檢中或併發腦血管病時才被發現。

老年高血壓患病率很高，約占50％，其中多數為單純收縮期高血壓，常見原因有下列幾種：

⑴ 老年人喜食含鈉高的食品，因為老年人味覺功能減退。

⑵ 老年人腹部脂肪堆積和向心性肥胖容易發生高血壓。

⑶ 老年人存在胰島素抵抗和繼發性高胰島素血症。

⑷ 老年人的交感神經活動性高，血中腎上腺素水準

較高，但不易排出。

⑸ 老年人血管彈性降低，血管內膜增厚，常伴有動脈粥樣硬化，此為老年人收縮期高血壓的主要原因。

⑹ 老年人腎臟排鈉能力降低。

專 家 提 示

老年高血壓係指年齡大於65歲，血壓值持續或非同日3次以上超過標準血壓診斷標準，即收縮壓≧150毫米汞柱和（或）舒張壓≧90毫米汞柱者。

高血壓、高血脂的
防治與急救措施

據一項調查顯示，中國有近30％的被調查者存在較高的心血管疾病風險。事實上，研究分析，很多心血管病是可以控制的，如高血壓病、高血脂症、糖尿病等。不可控制的危險因素僅占這類疾病的20％，因此，科學的防治方法能有效降低高血壓、高血脂帶來的危險。

高血壓、高血脂

你的血脂高嗎？

　　也許你已經是高血脂症患者，但是卻並不知道。下面的一組參考資料能讓你看出自己是否是高血脂症患者，如果你的血脂值不符合正常範圍，就有可能過高了。

　　⑴ 你的總膽固醇高於5.72毫摩爾／升（200毫克／分升）嗎？

　　⑵ 你的低密度脂蛋白膽固醇是多少？是否高於3.64毫摩爾／升（140毫克／分升）？

　　⑶ 你的高密度脂蛋白膽固醇低於0.91毫摩爾／升（35毫克／分升）嗎？

　　⑷ 你的甘油三酯是多少？高於1.70毫摩爾／升（150毫克／分升）嗎？

測試答案：

　　以上的4道問題，如果你的答案有一個為「是」，你就需要去醫院檢查，甚至治療了。

➤ 如何預防高血壓病、高血脂症？ ◄

一說到高血壓病、高血脂症，大多數人認為這是老年病，其實並非如此。現代醫學研究者指出，高血脂症患者已經有年輕化趨勢，我國15歲以上人群高血壓病患病率約為14％，比30年前增加了1倍。根據北京兒童醫院普查的資料得知，6～18歲的兒童和青少年中，血壓偏高者占9.36％。所以要想真正預防高血壓病、高血脂症，就要從根源抓起，從娃娃抓起。

影響我們患上高血壓病、高血脂症的因素有很多，我們可以從以下幾方面入手：

1. 重視遺傳因素

根據遺傳學研究資料得知，父母雙方都有高血壓，子女患病率為46％左右；父母中一方有高血壓，子女患病率為28％左右。因而，如果家族中有患高血壓病的成員，家長尤其應該對兒童的血壓引起注意，最好是定期檢查血壓。

即使家族史中沒有高血壓病、高血脂症的先例，如果經濟條件允許，父母也應該帶孩子去定期檢查血壓，這樣可以起到預防的作用。

2. 開始減肥

小時候長得過胖的孩子長大以後高血壓病患病率是正常兒童的3倍。所以，從兒童時期，就要注意控制體重。如果體重超重，就要開始減肥。

3. 多運動

控制體重最好的方法是加強體育鍛鍊，多做一些運動。要知道，參加體育活動能放鬆緊張情緒，既對穩定血壓有一定的好處，又能使堆積的脂肪消耗掉，從而消耗膽固醇，使血壓負擔減輕。

一般來說，兒童不適合進行運動量太大的運動，但是慢跑、散步、游泳等都是適合兒童運動的好項目。

4. 養成好的飲食習慣

高血壓、高血脂和飲食習慣有很大的關係，終身低鈉的人群，幾乎不發生高血壓。所以在平時飲食中我們要少吃鹽，每人每天的食鹽攝入量為2～4克，能起到預防高血壓病的作用。有高血壓病家族史的兒童，最好每天只吃1～2克鹽。兒童最好不要吃鹹菜，或者少吃。

還要注意不要攝入太多的脂肪，尤其是飽和脂肪酸特別多的東西。肥肉、肝臟、大腸等含膽固醇比較高的食品最好少吃。平時飲食要注意葷素搭配合理，不要吃過多澱粉類食物，如馬鈴薯、紅薯等。

5. 注意心理衛生

心理因素與高血壓有密切的關係。長期精神緊張是高血壓發生的重要原因，不良情緒如過於激動、煩躁、焦慮等都可以導致高血壓。因此，要想預防此病，一定要調整好學習和休息的生活節奏，保持身心愉悅，還要保證好充足的睡眠時間。

6. 戒　煙

吸菸可以使血壓升高，心跳加快，吸一支菸有時可使血壓上升3.33千帕（25毫米汞柱）。尼古丁作用於血管運動中樞，同時還會使腎上腺素分泌增加，引起小動脈收縮。長期大量吸菸，會使小動脈持續收縮，久而久之動脈壁變性、硬化，管腔變窄，形成持久性高血壓。

以上都是預防高血壓病、高血脂症的方法與細節，但需要注意的是，無論哪一種方法，都要堅持長期預防。否則，患上高血壓病、高血脂症的概率依然會很高。

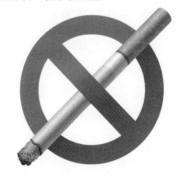

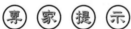

正常情況下兒童至少應每年測量一次血壓，有家族高血壓病遺傳史的孩子有經濟條件的可半年測一次。3～7歲幼兒舒張壓超過80毫米汞柱，8～14歲幼兒舒張壓超過85毫米汞柱時，就可認為是血壓異常了，應及早到兒童醫院就醫。

高血壓、高血脂

高血壓的初發年齡有提前趨勢

目前，高血壓的初發年齡有提前趨勢，青少年高血壓的比例不斷增加，其中原發性高血壓人數高於繼發性高血壓。

青年原發性高血壓與遺傳和肥胖有關，如果父母患有高血壓，子女患有高血壓病的可能性較大，發病年齡也較早。肥胖也是原發性高血壓的另一重要原因。繼發性高血壓的主要病因是腎臟疾病，如慢性腎炎、腎臟先天性畸形、腎動脈狹窄等。由於兩類高血壓病的治療方法不同，因此，一旦發現青少年血壓升高，應區分是原發還是繼發。最重要的是查尿常規和血鉀，如果腎功能有異常或血鉀低下，大多數屬於繼發性高血壓，應進一步檢查，針對病因進行治療。繼發性高血壓與原發性高血壓一樣，都需要進行降壓治療。

維生素也能預防高血壓病、高血脂症

平時我們說到防治高血壓病、高血脂症，一般都是靠藥物來進行的。這樣做療效很明顯，但是存在著副作用。有沒有其他安全有效的方法也能預防高血壓病、高血脂症呢？據醫學界的最新研究發現，老年人的血液中維生素含量高者，血壓相應會低。維生素也可以預防高血壓病、高

血脂症，它靠的就是調理，因為維生素能軟化血管，增加血管的彈性，使血管不易破裂。

維生素的家族很大，哪些可以用來預防高血壓病、高血脂症呢？一般來說，可預防高血壓病、高血脂症的維生素主要有下面三種：

1. B群維生素

(1) **維生素B_1**：這種維生素和我們的關係很親近，處處可見，但維生素B_1在人體內無法儲存，很容易流失掉，所以應每天都吃一些含維生素B_1的食物。

(2) **維生素B_2**：這種維生素在動物內臟存在的較多，如牛肝、雞肝。此外，香菇、小麥胚芽、雞蛋、乳酪等食物中也有維生素B_2。

(3) **維生素B_6、維生素B_{12}**：在肝、肉類、牛奶、酵母、魚、豆類、蛋黃、堅果、菠菜、乳酪等食物裏可以找到維生素B_6和維生素B_{12}。

由於B群維生素要想一次性全部攝入是比較困難的，所以，我們平時可以多選取不同的食物組合著吃，就容易攝入更多的B群維生素了。

2. 維生素E

維生素E最大的功能就是可以軟化血管，使血管增強抗氧化的能力，而如果人體內的血脂質氧化了，就會對健康有害。因此，對於我們來說，維生素E很重要。

含有維生素E的食物很廣泛，如穀類、小麥胚芽、棉子油、南瓜、綠葉蔬菜、蛋黃等。

高血壓、高血脂

3. 維生素C

維生素C具有保護作用，可保護動脈血管內皮細胞免遭體內有害物質的損害，起到「牆壁」的作用。維生素C還可以清除體內毒素，和維生素E一樣也可以祛斑。芹菜、韭菜、茄子等食物中都含有豐富的維生素C。

以上各種維生素都具有軟化血管、增加血管彈性的功能，因而在日常飲食中，我們可適當地多攝取一些。

專 家 提 示

攝取維生素用意不在降血脂，而是抗氧化。因為氧化的血脂質對身體有害，維生素雖不能讓血脂下降，卻可幫助抗氧化而減低血脂被氧化的概率，同時也減少血管硬化的程度。

——高血壓病的治療原則是什麼？——

患了高血壓病就要治療，但是每位高血壓患者的年齡、性別、病變嚴重程度各不相同，有的患者只是單純性的高血壓病，有的患者還有其他嚴重併發症，因此，高血壓病治療的方法自然也是因人而異了。但無論用哪種方法治療，有一些基本的原則是相通的。

以下就是治療高血壓病的基本原則，您不妨參考一下：

1. 用藥的最基本原則

高血壓病治療最重要的是要對病情有效，這也是用藥最基本的原則。一般醫生會建議用一種藥，如果一種不行，就用兩種或兩種以上的藥物。

有的患者心率快可用 β 受體阻滯劑，心率慢的用鈣拮抗劑，有其他的疾病如腎功能不全，就可用血管緊張素轉換酶抑制劑（ACEI）或血管緊張素 II（AT II）受體拮抗劑。

對於處在 I 期高血壓病的人群，用藥的時候還要注意保護靶器官免受損害。醫生也建議，在用藥的同時，能主動積極地改善生活方式，對疾病的治療效果會更好。

2. 堅持長期治療

一旦患上了高血壓病，就離不開藥了，因為一旦停止用藥，血壓就會恢復到治療前水準。現在人們普遍認為「是藥三分毒」，治療高血壓病的藥物也一樣有副作用，所以有的人在血壓高的時候就吃藥，血壓不高了就不吃藥了，血壓也隨著藥物的使用和停用而時高時低，一不小心，就導致了併發症。

所以治療高血壓病的時候有個原則就是需要終身用藥，這也是高血壓病自我保健的一個好措施。這樣能將血壓控制在一個適當的水準，能消除高血壓帶來的種種不適感，能最大程度地保護患者的身體。

3. 減少併發症的產生

如果在進行降壓的同時能減少併發症的產生，如減少

高血脂症、糖尿病、高胰島素血症、胰島素抵抗和肥胖的發生概率，那樣不但可以保護患者的身體，又可延長患者的生命。

4. 用藥要個體化

每一位患者的情況都是不盡相同的，治療方案也是不相同的。無論是藥物治療，還是非藥物治療，用藥要儘量個人化、簡便化，患者容易接受，效果也更好，這樣患者才能夠堅持長期治療。

5. 強調配合

對於醫生開出的藥，患者要極力配合服用，這樣才能做到有病早治、無病早防。如果患者不遵醫囑服藥，即使是治療，也不會有效果的。同時患者的家屬也要注意幫助患者減輕壓力，樹立治療信心，這一點也很重要。

專 家 提 示

治療高血壓病的藥物都是有一些副作用的，選擇藥物的時候要儘量選擇副作用低的，這樣就能避免長期服藥而導致的對患者心、腦、腎等重要器官的損害。

合理應用卡托普利降壓

　　卡托普利是最早用於降壓治療的血管緊張素轉化酶抑制劑，其降壓療效可靠，應用普遍。隨著臨床應用的日益廣泛，發現卡托普利具有一些常見與不常見的不良反應，需要提高警惕，加強防範。但也不要過度擔心，因為副作用出現的概率畢竟少，且不太嚴重。

1.咳　嗽

　　資料表明，服用卡托普利的患者有10％～12％可能因敏感而出現咳嗽，這是該藥最為常見的副作用。通常起病隱匿，於服藥數日後發病，表現為乾咳，夜間加重，無器質性病變，少數可伴有哮喘。停藥後咳嗽會緩解，再服用該藥仍會復發。

2.低血壓

　　亦為卡托普利的常見副作用，多見於首次用藥後的幾小時內。輕者可無症狀，重者出現頭暈、胸悶、心悸、視力模糊，以及起立時暈厥等症狀。提示患者在初次用藥時從小劑量開始，減半量服用，對預防這一副作用有所幫助。

3.腎功能不全

　　為可逆性腎功能不全。係患者會合併雙側腎動脈狹窄，這是過量服用卡托普利的不良反應之一，其發生率雖然很低，但負面影響極大。故在單服卡托普利療效差時應

聯合用藥，不要隨意加大劑量。

4.消化道症狀

有少數患者在用藥劑量偏大且用藥時間長時，消化道症狀明顯，主要引起味覺障礙，表現為口中有金屬味或苦味，可伴有口乾、食慾不振、胃部不適，部分患者還可出現腹痛、腹脹、便秘或腹瀉等消化道症狀，減量或停藥可使這些症狀緩解或消失。

5.肝臟損害

為卡托普利的不常見副作用，通常表現為一過性氨基轉移酶升高或出現輕微黃疸，係膽汁淤積所致。肝臟損害多在用藥後5～8週出現，個別遲至4～10個月才被發現。因此，若在服藥期間感到乏力、食慾不振、消化不良，要注意觀察皮膚、鞏膜有無黃染，及時檢測肝功能，一旦確定應立即停藥，並予以利膽退黃及保肝治療。

6.皮膚變態反應

多在服藥1個月左右發生，為一過性的瘙癢或皮疹。皮疹形狀主要是斑點狀，也可以是蕁麻疹樣或玫瑰樣皮疹，散發，出疹期間可伴發熱。皮膚變態反應具有自限性特點，7～10天皮疹可逐漸消退。

7.不良精神症狀

少數患者服藥後可能出現乏力、頭痛、頭暈、精神不濟、失眠、抑鬱等不良精神症狀，具有自限性，減少用藥劑量可在數週後逐漸恢復正常。

8.哺乳期的影響

哺乳婦女服用卡托普利後有微量藥物進入乳汁，可能造成嬰兒的藥物蓄積，對嬰兒腎功能有所影響。因此，哺乳期婦女要慎用卡托普利。

━━━━ 高血壓急症如何自救？ ━━━━

高血壓患者由於勞累、情緒波動、精神創傷等誘因，在或長或短的時間內使血壓急劇升高，病情急劇惡化稱為高血壓危象。

患者先出現劇烈頭痛、眩暈、視力模糊等症狀，如不及時處理，病情將進一步惡化，進而發生神志改變、噁心、嘔吐、腹痛、呼吸困難、心悸等，重症者還可出現抽搐、昏迷、心絞痛、心衰、腎衰、腦出血等嚴重後果。因而，高血壓患者出現高血壓危象時，一定要學會自救。

首先要口服短效降壓藥，可以吃醫生開的處方藥物，也可以平時購買一些放在家中，用於急救。常用的降壓藥有可樂定、卡托普利、硝苯地平、拉貝洛爾，其中硝苯地平、卡托普利效果較快。服藥0.5～1小時後血壓無明顯改變，或者血壓下降不滿意，感覺症狀加重，就應該去醫院急診，使用靜脈用藥降壓。

上面說的是最基本的自救方案，具體來說，症狀突發時分以下幾種情況：

高血壓、高血脂

1. 情緒困擾引起的高血壓危象

凡是有高血壓病的患者神經系統本來就處於不穩定狀態,所以高血壓患者多半表現得脾氣很急,肝火也比平常人旺,心跳快是他們最顯著的特點。

因此,很多患者就是在情緒受到困擾時出現突發症狀的,這些患者對環境的適應能力不強,神經容易失調,血壓就會馬上升高。

此時,應立即口服一種短效降壓藥,以防意外事件發生,也可合用點鎮靜藥。如果還出現噁心、嘔吐、耳鳴等現象,應該馬上去醫院治療;但是要服降壓藥後再去醫院,因為路途顛簸有可能發生腦血管意外。

2. 飲食不當引起的冠狀動脈供血不足

一般醫生會建議高血壓患者不要吃得太飽,因為有的患者飽餐後或急速行走時會有突發狀況。飽餐後胃腸道血流量增加,血壓也會相應上升,如果是在寒冷的季節,血管在硬化的同時還要收縮,更加重了血管的負擔,很容易引起突發事件。

當高血壓患者在這個時候覺得心慌、憋氣、胸部悶痛時,應該馬上測量血壓,若高達180 / 100毫米汞柱以上,可能是冠狀動脈供血不足,馬上含服硝酸甘油一片,一般1分鐘左右起效,如果沒有效果,應該馬上去醫院接受檢查和治療。

3. 高血壓患者夜間憋氣時

高血壓患者的心臟負荷量要比常人大,所以夜間容易

出現陣發性胸悶氣急，不能平臥而必須坐起；有的患者甚至不能動，稍稍活動即感呼吸困難，這種現象老年患者出現的比較多。一旦發生憋氣現象，應該馬上自救，患者可以舌下含服硝酸甘油或口服硝酸異山梨酯，並測量血壓；還可以同時口服卡托普利或卡維地洛，能減輕心臟負荷。如果這種現象經常出現的話，要去醫院做心臟超音波、心電圖檢查，以瞭解心臟情況。

4. 高血壓患者突然跌倒時

高血壓患者尤其是老年患者，在夜間起床突然跌倒，就屬於這種情況。這時應該馬上讓患者平臥並測血壓，若血壓較高；至少要平臥20～30分鐘，然後再由平臥到直立位測5分鐘血壓。若臥立位血壓值相差大於40～50 / 10～20毫米汞柱，則應上醫院檢查原因。

總之，高血壓患者在遇到突發情況時，一定要冷靜，要根據具體情況做出具體急救的處理。情況不樂觀時，要撥打120急救電話，及時就醫，以免發生心腦血管意外。

專 家 提 示

高血壓患者應堅持服藥治療，並經常到醫院監測血壓變化，及時調整藥物劑量。平常應合理安排工作和休息，不宜過勞，保證充足睡眠。戒除菸、酒及高脂飲食，避免情緒產生較大的波動。

高血壓、高血脂

高血壓危險症狀自救須注意

高血壓患者平時要知道簡單的自救方法，以免出現突發事件時，驚慌失措而發生意外。

(1) 患者及家屬切莫驚慌失措，搬動患者時忌動作粗野、頭低腳高。

(2) 水桶內盛熱水，水量以浸沒小腿為好。將患者雙腿浸入桶中半小時左右（冬天水要保溫）。如果臥於床，可用兩隻熱水袋加溫下肢。

(3) 也可配合中醫療法，如選耳背怒張的靜脈管(無搏動感的血管)，用消過毒的縫衣針挑破，放血約10滴，然後用棉花壓迫止血。

(4) 在野外田頭，速將患者平穩地移至陰涼處，並用冷水毛巾敷於頭頸(後頸)部，不時調換。

——▶ 治療高血脂症，營養素必不可少 ◀——

目前，醫學界認為對血脂代謝有影響的有：膳食脂肪和脂肪酸；膳食碳水化合物及其構成；微量元素水質的硬度，其與鈣、鎂、鋅等含量有關。其中，維生素對治療高血脂症非常重要，治療高血脂症的維生素主要是維生素C和維生素E。它們的具體功能與作用如下：

1. 維生素C

維生素C對血脂的影響很大，維生素C在體內能夠促進膽固醇降解，轉變為膽汁酸，而膽汁酸能增加脂蛋白脂酶活性，加速血清降解。對改良血管脆性，增加韌性有好處。維生素C還具有抗氧化作用，可防止脂質的過氧化反應。

維生素C是碳水化合物的衍生物，可以直接參與體內氧化還原反應。維生素C的總庫存量以及它在血管中的濃度與其攝入量有很大的關係，所以一般高血脂症患者都需要補充這種營養素。科學研究得知，體內每日分解代謝的維生素C量為34～62毫克，中國營養學會推薦我國成人每日必要攝入量為60～100毫克。因為維生素C不能在體內合成，必須從食物中攝取，所以高血脂症患者都需要額外補充維生素C。補充辦法除了使用製劑外，最好是從食物中攝取，綠葉蔬菜和新鮮水果中均富含維生素C，平時注意多吃這些食物即可。

維生素C易溶於水，不耐熱，在空氣中易氧化，遇鹼性物易被破壞，高血脂症患者在烹飪的時候尤其要注意這點，避免維生素C的流失。

2. 維生素E

維生素E是脂溶性抗氧化劑，能夠抑制高血脂症患者細胞膜脂類的過氧化反應，增加抗氧化能力，保護細胞膜的穩定性，增加血管的強度。維生素E具有維持結締組織彈性、溶入體內後促進血管血液循環的作用，還能影響參

高血壓、高血脂

與膽固醇分解代謝的酶的活性，有利於膽固醇的轉運和排泄，對血脂水準起調節作用。

維生素E一般存在於動物或植物脂肪中，和維生素C的水溶性不同，它是脂溶性抗氧化劑，而一般高血脂症患者的發病都和血清低密度脂蛋白膽固醇水準的增高有關。維生素E能增強血管抗氧化能力，使血清低密度脂蛋白膽固醇水準降低。

專 家 提 示

高血脂症患者平時應該養成好的飲食習慣，遠離高脂肪、高熱量的食物，這樣可起到治療高血脂症的作用。

▪ 高血壓病需要長期治療 ▪

其實高血壓病不僅是血流動力學異常疾病，也是代謝紊亂綜合徵。血壓上升的同時，還伴隨著許多其他代謝改變，如血糖升高、肥胖、血脂高等，諸多因素結合在一起，容易引起心腦血管方面的疾病，所以高血壓患者要堅持長期用藥治療。

怎麼做到長期甚至是終身規範治療呢？可遵循以下幾大原則：

1. 用藥要從小劑量開始

藥物都有副作用，為了減少藥物的副作用，開始應該服用最小的有效劑量。除非是用量達不到控制血壓的用

途，而且沒有不良反應，才可慢慢地增加到常規用量。體質虛弱的老年人尤其要遵守這一點。

2. 選擇長效藥

長效藥好處多，不僅藥力持久，藥效持續時間長達24小時以上，患者也容易耐受，服藥後患者很少發生因血壓驟降引起的體位性低血壓或昏倒。

此外，服用長效藥不會出現時間上的空白療效，比如有的短效藥白天對血壓控制得很好，但是到了晚上就不行，久而久之，夜間升高的血壓和波動較大的血壓同樣可致心、腦、腎等靶器官損害。

服用長效藥每天只需要服藥一次就可以了，要注意的是，一定要減少漏服的發生概率，這樣對維持平穩降壓的療效比較好。

3. 合理聯合用藥

合理聯合用藥是能減少藥物毒副作用和達到最佳降壓效果的有效方法。如果一種藥物達不到降壓的作用時，應該優先考慮加用另一類小劑量藥物，而不是增加已使用藥物的劑量。最好的辦法是選擇一種長效制劑和短效制劑聯合服用。

  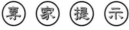

降壓要打持久戰。高血壓藥的副作用最容易發生在啟動治療的2～4週，長期治療後，副作用反而越來越少。如果經常停藥，患者就要不斷無謂地忍受啟動治療時期的副作用。

高血壓、高血脂

什麼是低危輕度高血壓？

所謂低危輕度高血壓，就是收縮壓在140～159毫米汞柱或舒張壓在90～99毫米汞柱，屬於1級高血壓範疇。所謂低危，就是不存在心血管疾病的其他危險因素，不存在心、腦、腎等器官的損害。

一段時間裏，輕度高血壓有三種變化趨勢：1／3患者血壓上升，1／3患者維持原有血壓水準，1／3患者下降至正常水準。從結果來看，有1／3患者血壓可自然回歸正常，他們顯然並不需要用藥治療。

進行非藥物治療，如吃得淡些，適當減肥，堅持科學的生活方式，少酒，戒菸，大部分低危的輕度高血壓可以回歸正常血壓。

高血脂症的合理治療

高血脂症也稱作高脂蛋白血症。可以簡單將其分為高膽固醇血症、高甘油三酯血症、混合型高血脂症和低高密度脂蛋白膽固醇血症。高血脂症按病因又可分為原發性高血脂症和繼發性高血脂症。

如何合理治療高血脂症呢？一般有以下幾種方法：

1. 藥物治療

國際醫學界研究證明：長期服用調脂藥物不僅可降低

血脂，同時也明顯減少冠心病、心肌梗塞、腦中風的發生率、致殘率和病死率。

目前調整血脂的藥物很多，主要分為以下三類：

①他汀類：以降低膽固醇為主，如阿托伐他汀、辛伐他汀、普伐他汀等；

②貝特類：以降低甘油三酯為主，如吉非貝琪、非諾貝特等；

③天然藥物類：對降低膽固醇和甘油三酯均有效，且可以升高高密度脂蛋白，具有綜合調節血脂的功效，副作用小，如能證明療效的中成藥。

因為患者血脂增高是一個很緩慢的過程，調節血脂濃度也是個持續作用的過程，因此患者應堅持長期用藥，並根據自身的不同情況，選擇適合自己的毒副作用小的降脂藥物。

2. 合理飲食

要想血脂不再升高，靠藥物調節是一個手段，同時還要做到合理飲食，只有雙管齊下，才能收到事半功倍的效果。此外，還要儘量避免長期服用使血脂升高的藥物。

菸草中的尼古丁、一氧化碳引發和加重動脈粥樣硬化的發生和發展。酒的熱量高，多喝加重肥胖，平時要注意戒菸限酒。

要培養好的飲食習慣，一定要限制攝入富含脂肪、膽固醇的食物；選用低脂食物如吃植物油；增加飲食裏的維生素E、維生素C，它們可以起到降脂的作用；多食高纖維的水果、蔬菜和穀類食物。

高血壓、高血脂

3. 積極運動

運動可促進脂肪代謝，消耗能量，使全身的肌肉、骨骼強壯，身體更健康，還能使身體的內分泌系統得到鍛鍊。高血脂的人一般都有脂肪過剩的現象，肥胖也容易引起動脈粥樣硬化。加強體育鍛鍊，有利於降脂。

4. 定期檢查血脂

由於很多人對高血脂的危險認識不足，高血脂本身並沒有什麼症狀，因此，很多人都不知道自己血脂高。為防範於未然，應該定期去檢查血脂，尤其是有高血脂家族史和肥胖的人更應該定期去體檢。普通人每2年檢查一次血脂即可；40歲以上的人至少應每年檢查一次血脂；已經有高血脂症的患者，更應該定期復查血脂。

專 家 提 示

真正降血脂的飲食還是少熱量、少油、少動物性蛋白質的飲食。所以正確的觀念應該是少吃，而不是多吃所謂補品。

妳知道嗎？

正常老年人每日膳食結構

一個雞蛋，一個香蕉；一碗牛奶（不一定加糖，也可以是優酪乳和奶粉）；500克水果及青菜（可選多個品種）；100克淨肉，包括魚、禽、畜等肉類（以可食部分

計算）；50克豆製品（包括豆腐、腐竹、千張、豆糕以及各種豆類加工製品，例如豆泥、豆沙和煮爛的整豆）；500克左右的糧食（包括米、麵、雜糧、根莖類和砂糖在內）；每天飲用湯，每餐一碗。

降血脂貴在堅持

很多人以為降脂治療僅需一個療程，血脂降下來後就可以停藥了。事實上，由於動脈粥樣硬化是長期形成的慢性病，因而高血脂症需要長期治療。

治療高血脂症的關鍵在於積極降低膽固醇含量，以下方法可降脂，高血脂症患者一定要長期堅持：

1. 合理飲食

貪圖餐桌上多油、高熱量的美味佳餚，攝入了太多油脂的話，高血脂症加重的概率會大很多，所以高血脂症患者一定要控制飲食，養成科學合理飲食的習慣。

2. 堅持治療

目前在治療心腦血管病領域方面，既有治療作用又有預防作用的藥僅有三四種，如他汀類藥物、阿司匹林、β受體阻滯劑等。而醫生一般也會推薦他汀類藥物，這是最有效的降脂藥物，可以消退或穩定動脈粥樣硬化斑塊，使之不破裂。

但人們一般出於經濟利益的考慮，也出於對藥物副作

高血壓、高血脂

用的考慮，不願意長期堅持治療。實際上，長期堅持吃藥可以節約大量治療心梗和腦中風的醫療費用，如在心臟血管裏放一個支架，至少要幾萬元，夠吃10年的藥。

此外，堅持吃藥還可減少發生心腦血管疾病所引起的致殘、致死概率。

3. 長期服藥

有的高血脂症患者在血脂降下來後，就以為沒事了，不願意再繼續服藥，這樣做有很大的危害，停藥後病情容易反彈。

總之，治療高血脂症不能半途而廢，要堅持長期治療，這樣才能有較好的治療效果。

專 家 提 示

對血脂正常的中年以上人群，特別伴有肥胖、高血壓病、糖尿病等患者，應檢測餐後血脂。在國內，一般以餐後6小時甘油三酯仍高於空腹水準，作為餐後高甘油三酯血症的診斷標準。對餐後高血脂，應及早預防，防治結合。重點在防，無病防病，有病防進展。

━━━━━ 降壓藥的類型 ━━━━━

目前市場上的降壓藥有很多，世界衛生組織把以下7大類降壓藥列為首選藥：

1. 利尿降壓藥

比較常用的是氫氯噻嗪。不良反應如下：大劑量可引起血糖升高，血清膽固醇和甘油三酯升高，血尿酸升高和血清鉀降低等，還會使胰島素敏感性下降。目前趨向用小劑量，每天用藥量不超過25毫克。還有吲達帕胺也是長效的，每天早餐後服用一次即可，降壓作用可維持24小時。不良反應較氫氯噻嗪少且較輕。

2. β₁－受體阻滯劑

這類藥品種也很多，如美托洛爾、阿替洛爾等，都是長效藥，同時能治療冠心病。不良反應：使心率減慢。有支氣管哮喘或慢性阻塞性肺部疾病的患者不能用。老年人有慢性支氣管炎的比較多，因此要慎重使用。

心率較慢或有心臟傳導阻滯等疾病的患者，用此類藥物前最好去做心電圖。

3. 鈣離子拮抗劑

這類藥物對代謝和電解質沒有不良影響。它已經有三代品種，其中第一代的品種有3大類。

第一類是維拉帕米：可治室上性心律失常症。不良反應：能使心率減慢，產生心臟傳導阻滯，抑制心肌收縮，所以在治療高血壓病中應用較少。

第二類是地爾硫卓：對心絞痛療效較好。不良反應：使心率減慢，抑制心臟收縮，但程度較維拉帕米為輕。

第三類是雙氫吡啶類：一般人稱它們為地平類，最早應用的品種是硝苯地平。硝苯地平降壓作用產生快，持續

時間短（6～8小時），一天需服3～4次。不良反應：血壓波動大，不良反應較多。目前短效硝苯地平已淘汰。

最近又出了新品種的降壓藥，如尼群地平、樂卡地平、非洛地平、拉西地平等，這類藥物都是長效品種或長效製劑。如氨氯地平就是這種長效品種，伴有心力衰竭者也可應用，不受影響。

4. 血管緊張素轉換酶抑制劑（ACEI）

這類藥物品種多，俗稱為普利類。大多數作用時間持續較長，可每日服用一次。

不良反應：咳嗽，特點是乾咳、無痰。如果咳嗽較重，不能耐受，需停用此藥，停用後咳嗽能逐漸消失。

5. 血管緊張素受體抑制劑（ARB）

如氯沙坦、纈沙坦、替米沙坦、厄貝沙坦等，這類藥物降壓療效好，不良反應少，不良反應和禁忌證都與血管緊張素轉換酶抑制劑相仿；唯一不同之處是沒有咳嗽的不良反應。如果應用血管緊張素轉換酶抑制劑後有咳嗽，就可以用血管緊張素 II 受體拮抗劑代替，特別要注意的是妊娠婦女兩者均禁用。

6. α_1－受體阻滯劑

這類藥的主要品種有呱唑嗪、特拉唑嗪、多沙唑嗪和烏拉地爾等。除降壓外，這類藥物還能改善血脂異常，對老年前列腺增生肥大也有治療作用。

不良反應：可能引起體位性低血壓，尤其在第一次使

用的時候。因為其對冠心病不利，故不建議廣大患者使
用。

7. 含中藥類的製劑

這是中國特有的，如複方降壓片、珍菊降壓片、北京
一號降壓片、山綠茶降壓片等。這類藥降壓作用溫和，不
會有太大的副作用，價格也便宜。

不良反應：對中、重型高血壓療效不理想。

以上都是降壓藥，但具體應用應聽從醫生的建議，做
到對症用藥。這樣才能既有好的治療效果，又可減少副作
用。

各藥都有一些優點和缺點，關鍵是要選對
適合自己的藥品。

降壓藥的選擇原則

目前市場上常用的降壓藥種類五花八門，有的按作用
時間分類，如短效、中效和長效藥；有的按劑型分類，有
速釋、緩釋和控釋藥。

患者及家人應如何選擇降壓藥呢？事實上，一種好的
降壓藥，至少應滿足以下的條件：較好的療效，對心血管
有保護作用，副作用要小。所以我們選購降壓藥，可以從
以下幾方面入手：

高血壓、高血脂

1. 選擇療效較好的

有顯著的降壓效果是選購降壓藥最基本也是最重要的原則。療效好的標準是：用藥後能穩定且長時間地將血壓控制在140／90毫米汞柱以下。並不是血壓降得越低就越好，尤其老年人。大多數學者都認為應將血壓降到患者能夠耐受的合適水準為宜。

2. 選擇對心血管有保護作用的

高血壓病是一種慢性病，用藥的時候要注意選擇對心血管有保護作用的藥物，如鈣通道阻滯劑氨氯吡啶、尼群地平、轉換酶抑制劑醯托普利、培哚普利、貝那普利等，血管緊張素受體抑制劑中的替米沙坦、尼貝沙坦等，不僅可有效地降壓，還能保持良好的器官血流灌注，對機體代謝影響不大，可長期服用，完全可以作為基礎降壓藥使用。

3. 選擇副作用小的

多數降壓藥物會給患者帶來不同程度的不良反應，常見的有鼻塞、多毛、直立性低血壓、精神抑鬱、水鈉瀦留（水腫）、性功能減退等。

由於高血壓病的治療需要長期甚至終身用藥，所以在選用降壓藥物時，應儘量避免使用不良反應較多、較大的藥物。

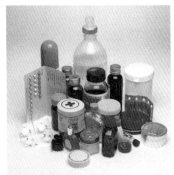

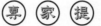

專家提示

　　降壓藥物種類繁多，各自的作用機制不盡相同。針對不同的個體，合理選擇藥物，不僅可有效地控制血壓，還可降低高血壓患者的併發症和病死率，因此合理選擇藥物至關重要。

妳知道嗎？

特殊患者用藥有講究

1.血液透析者

　　因高血壓病或其他疾病引起的腎衰竭需長期血液透析者，多選用長效降壓藥物（如硝苯地平控釋劑、氨氯地平等），但應注意監測血壓的變動，因為腎功能不全可影響藥物代謝而易致藥物蓄積，進而引起降壓過度。同時，在血液透析結束時刻往往血壓水準較高，此時可臨時加服一種速效類的降壓藥物（如尼群地平等）以迅速控制血壓。

2.前列腺肥大者

　　老年男性前列腺肥大者，可選用 α-受體阻滯劑（如特拉唑嗪、阿夫唑嗪等），但需注意體位性低血壓的發生。所以此類患者夜間起床時一定要緩慢，堅持慢起、緩行，必要時可讓家人攙扶。

3.鼻飼者

　　因其他疾病需長期保持鼻飼營養者，應選擇長效藥物

高血壓、高血脂

（如替米沙坦、氨氯地平等），而避免選擇緩釋、控釋劑型。因緩釋、控釋劑型藥物作用的關鍵技術多在藥物的外殼，一旦將藥物研碎就變成了普通劑型，反而不利於血壓的穩定。

4.夏日血壓變動者

高血壓患者在常規降壓治療的時候，往往在夏日出現低血壓。這些患者不宜選用大量的利尿劑，以免引起電解質紊亂等。

5.腦動脈硬化者

腦動脈硬化或頸動脈斑塊形成者、腦梗塞急性期者、腎功能不全者，應緩慢、溫和地降壓，不可過快過猛，否則將有導致缺血性腦血管病和引起腎衰竭的危險。

急症選藥需個體化

高血壓病是最常見的心血管疾病，也是最大的流行病之一，常引起心、腦、腎等臟器的併發症，嚴重危害著人類的健康，患者在有突發情況的時候更是要注意用藥的選擇。

由於每位患者的年齡、性別、體重都不同，再加上高血壓家族史的差異，所以患者在緊急情況發生時的用藥也會不一樣，在降壓藥的選擇上應注意個體化。

高血壓急症的治療原則主要是根據不同類型高血壓急

症不同的發病機制而決定的，主要是要進行有針對性的治療，體現個體化原則，具體方法如下：

1. 腦缺血

腦缺血應該快速降壓以恢復腦血流量，減輕腦缺血，可以選用硝普鈉或硝酸甘油靜脈滴注，鈣離子拮抗劑和血管緊張素轉換酶抑制劑口服，謹慎使用 β 受體阻滯劑和甲基多巴。

2. 腦出血

腦出血千萬不要快速大幅度降壓，只要降低原有血壓的20%就可以了，並且只有在血壓超過28.0／14.7千帕（210／110毫米汞柱）時才考慮降壓，用藥主要使用鈣離子拮抗劑和血管緊張素轉換酶抑制劑。

3. 蛛網膜下隙出血

蛛網膜下隙出血應該快速降壓，防止再次出血，同時注意不能影響患者的意識和腦血流量，最好使用鈣離子拮抗劑和血管緊張素轉換酶抑制劑。

4. 急性冠狀動脈功能不全

此時需在30分鐘內將血壓快速降至正常水準，可以使用硝酸甘油靜脈滴注，鈣離子拮抗劑和交感神經抑制劑可樂定口服或舌下含服。

5. 急性左心衰竭

出現這樣的情況，馬上進行降壓以減輕左心室負荷，可以選用硝普鈉、鈣離子拮抗劑和血管緊張素轉換酶抑制劑，千萬不要使用 β 受體阻滯劑和直接血管擴張劑。

高血壓、高血脂

高血壓患者尤其是老年高血壓患者，經常會有意想不到的突發事件，這時候採取的急救措施一定要及時、得當，要有針對性地進行個體化治療。

專 家 提 示

每一位患者患病時間的長短，血壓控制的程度，以及是否伴有糖尿病、血脂異常、動脈粥樣硬化等併發症，都會使心、腦、腎等靶器官受損的程度不一。因而，選藥的時候也要注意個體差異。

妳知道嗎？

怎麼看血壓？

正常血壓是舒張壓12千帕（90毫米汞柱）以下，收縮壓18.7千帕（140毫米汞柱）以下。高血壓也可以分為三度：輕度高血壓，舒張壓12～13.9千帕（90～104毫米汞柱）；中度高血壓，舒張壓14～15.2千帕（105～114毫米汞柱）；重度高血壓，舒張壓高於15.4千帕（115毫米汞柱）。收縮期高血壓，指收縮壓大於21.3千帕（160毫米汞柱）；妊娠合併高血壓，指舒張壓高於12千帕（90毫米汞柱），收縮壓高於18.7千帕（140毫米汞柱）。

警惕降壓藥的不良反應

由於降壓藥物對人體都有不同的不良反應，因此在服用降壓藥時，既要考慮降壓效果，又要儘量減少不良反應的發生，這就需要我們警惕各種降壓藥的不良反應。

1. 利尿類藥的不良反應

用於降壓的如氫氯噻嗪、呋塞米等用藥後，可能會出現低鉀血症、高尿酸血症、高鈣血症、高血糖症和高血脂症等，氫氯噻嗪和呋塞米還會導致陽痿。

螺內酯也叫安體舒通，男性長期使用會引起性功能低下或陽痿，女性長期使用會引起月經不調、閉經，甚至停止排卵。

【警惕】腎功能不全者也要慎用利尿類藥物。

2. β-受體阻滯藥的不良反應

如普萘洛爾、美托洛爾、阿替洛爾等，長期使用將會導致心動過緩、性慾減退或陽痿，還會誘發支氣管哮喘、高血糖、高血脂等，如果劑量過大可誘發急性心力衰竭。

【警惕】卡維地洛是一種新出的藥，也可使男子性功能減退或陽痿。有高血脂症，伴隨有糖尿病的患者儘量不要使用某些藥物。

3. 鈣拮抗藥的不良反應

如硝苯地平、非洛地平、氨氯地平等，使用後患者會有面部潮紅、頭痛、心率增快、踝部水腫等不良反應，尤其以硝苯地平和非洛地平的反應最為明顯。

【警惕】非洛地平等藥物長期服用還可引起齒齦增

生，有牙周炎的患者最好不用。患者使用維拉帕米後可引起竇性心動過緩和房室傳導阻滯，有心動過緩和房室傳導阻滯的患者不宜服用。

4. 血管緊張素轉換酶抑制劑的不良反應

如卡托普利、依那普利、培哚普利、西拉普利、貝那普利和福辛普利等，均可引起不同程度的乾咳、咽癢，其發生率為10%～20%。

複方卡托普利（開富特，內含卡托普利和氫氯噻嗪）也可引起乾咳，偶爾還可見有血管神經性水腫、高血鉀、白細胞減少、低血糖等症狀。

【警惕】嚴重腎功能減退者最好不要用此類藥物，因為這些藥物會增加尿素氮。

5. α-受體阻滯劑的不良反應

如哌唑嗪、特拉唑嗪和多沙唑嗪等，均可導致體位性低血壓，特別是首次服藥時容易發生。

【警惕】首次服藥時應在入睡前，且藥量減半。夜間也不要再起床或者有其他活動。

6. 周圍腎上腺素能神經阻滯藥的不良反應

如利血平能使多數男子性慾減退，發生陽痿，或者不能射精，並使原有的性功能障礙及性慾低下更加嚴重。胍乙啶會引起女性患者出現陰道潤滑性不足、性慾減退的副作用，女性患者最好不要用胍乙啶。

【警惕】有抑鬱症病史的高血壓患者不宜選用利血平。

7. 血管平滑肌擴張藥的不良反應

肼屈嗪每天用量超過200毫克時，有些男性會發生性慾減退或陽痿。

【警惕】中青年男性不要用肼屈嗪。

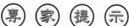

專 家 提 示

　　某些抗高血壓藥物聯用時，不良反應會增加，個別會引起嚴重後果，要特別重視。如珠菊降壓片含噻嗪類利尿劑，不可與吲達帕胺複方降壓片、依那普利等利尿劑合用，否則會加重低血鉀，甚至導致嚴重的心律紊亂而致死。

■ 高血脂症防治要注意五大誤區 ■

大家都知道高血脂症的防治很重要，但是目前卻存在一些誤區，主要有以下5點：

1. 年輕人不會有高血脂症

據醫學界報導，不少7歲以下兒童，其動脈血管壁上已出現因過量膽固醇或甘油三酯沉積而形成的黃色條紋與斑塊，這些動脈斑塊雖無症狀，但是這些兒童成年後患冠心病的概率很大。

冠心病是一種慢性疾病，它的起源在少年，植根在青年，發展在中年，發病在老年。而在我國，由於存在著對

高血脂症的認識誤區，預防不到位，冠心病發病率逐年上升，而發病年齡不斷年輕化。

要想徹底防治動脈粥樣硬化，就要從兒童抓起，從小培養良好的生活方式和飲食習慣，控制體重和防範高血脂症。

2. 只有胖子才會有高血脂症

一般人都認為，只有肥胖的人才和高血脂有關，瘦子是不會有高血脂症的。所以很多人都認為自己那麼瘦，不會得高血脂症，其實這是人們的誤區。事實上，人們的血脂高低與體形並無必然聯繫。

高血脂症分為原發性和繼發性。原發性高血脂症與環境及遺傳有關；繼發性高血脂症常繼發於其他疾病，如糖尿病、腎病綜合徵、甲狀腺功能低下、慢性阻塞性肝病、胰腺炎、痛風等。

所以瘦人也可以出現高血脂症不難理解，臨床上也發現瘦人的高血脂症的特點多為低密度脂蛋白膽固醇升高，程度較輕，但是瘦人的高密度脂蛋白膽固醇多低於正常水準，很容易患心腦血管疾病。

3. 不吃肥肉就不會得高血脂症

人們都有這樣一個錯誤的認識，認為只有肥肉才會引發高血脂症，油是膳食脂肪的唯一來源，炒菜少用油就算是限制脂肪了，不吃肥肉只吃瘦肉就不會得高血脂症。

其實很多的食物裏都有脂肪，只是你看不見而已，它們存在於肉類、蛋類、乳製品、動物內臟、豆製品、花

生、瓜子、核桃、杏仁等食物裏，即使穀類、蔬菜中也含微量脂肪，同樣瘦豬肉中含的飽和脂肪酸比例在肉類裏也是最高的。

4. 血脂正常就沒病

很多人都認為只要血脂水準都在正常範圍，就沒有必要服用降脂藥。其實，血脂水準在正常範圍內並不代表沒有病。

降脂治療的最主要目的是防治心腦血管疾病。研究表明，血漿膽固醇降低1%，冠心病事件發生的概率就會降低2%。降脂治療應根據是否患冠心病或糖尿病等危症，以及有無心血管危險因素，結合血脂水準進行全面評價。

5. 洗血療法是捷徑

很多人都認為血脂高了洗掉了就是降脂最好的捷徑。

事實上，洗血是一種血漿淨化的治療方法，可將低密度脂蛋白等有害物質濾出體外，以達到降低血脂的目的，但每次洗血後的療效只能維持數天。而且只能運用於對降脂藥物難以奏效的頑固性高血脂症，如先天性純合子家族性高膽固醇血症患者，可考慮採用洗血治療。

其實洗血還會清除掉纖維蛋白原、白蛋白及免疫球蛋白等寶貴成分，另外洗血有一定副作用，患者可能面臨溶血、感染、敗血症、機體抵抗力下降等風險。

這些誤區在我們的生活中普遍存在，其實不得高血脂症的關鍵還是要預防，發現了問題就要去治療，而不是想當然。

高血壓、高血脂

專 家 提 示

看不見的脂肪恰恰是人們最容易過量食入的。例如20粒花生米、40顆瓜子、2個核桃等都基本上相當於10克純油脂(約1勺油)的含脂量。

妳知道嗎？

高血脂症患者治療膳食舉例

早餐：豆漿200毫升，蒸餅50克，煮熟黃豆10克；中餐：標準粉、玉米粉兩面饅頭100克，米稀飯50克，瘦豬肉25克，炒青椒100克，炒豆角100克；晚餐：米飯150克，小白菜100克，熬豆腐50克，粉條10克，鯉魚20克，馬鈴薯絲100克。全日烹調用油12克。

常用複方降壓片的服用方法

目前市場上的複方降壓製劑具有價廉、有效、服用時間易掌握等優點，因此適用於廣大的患者，但需注意的是，如不掌握正確的服用方法，雖然血壓下降，可是藥物副作用會給患者帶來痛苦。因而，服用複方降壓藥一定要掌握以下的方法：

1. 堅持長期用藥

有了高血壓病就要服藥，一旦開始服藥，就要堅持長期用藥，絕對不能擅自停藥。擅自停藥有兩個危害：

①血壓很快回升並超過服藥前水準，這會給患者帶來生命危險，嚴重者會抽搐、昏迷；

②血壓反覆升降幾次後，會加重病情。

2. 降壓不能太快

有的患者認為血壓降得快就是見效快、療效好，這是錯誤的認識。服藥後血壓降得太快太低，會使腦、心、腎的血液減少，容易誘發心絞痛、腎衰竭、腦病、缺血性腦中風，因此不要一味地追求降壓快。

3. 擇時服藥

有的患者習慣了想起來就服藥，沒有固定的時間，其實按時辰服藥可獲得更好的療效。

高血壓患者血壓一般每天上午9～11時，下午3～6時最高，午夜最低。研究發現，服藥時間可以改在血壓自然波動的兩個高峰期0.5～2小時前用藥，這樣能有效地控制血壓的升高。輕度高血壓患者忌睡前服藥；中、重度高血壓患者入睡前只能服白天服藥量的1／3，而且應在睡前3～4小時內服用。

4. 劑量不要過大

有的患者為了追求一時的療效，服藥喜歡多服、重服。高血壓病是一種需要長期服藥的病，最好是從小劑量開始服藥。那樣藥物副作用減小，患者適應性也會增強。

高血壓、高血脂

5. 定期檢查血脂濃度

高血壓患者尤其要注意所服藥物的安全性，在治療的6週內未見血脂升高，說明所用降壓藥安全，可繼續服用，否則就應選用其他藥物，所以要定期檢查血脂濃度。

6. 正確選擇藥物

降壓藥的品種很多，但不是每種藥都適用同一個患者，這是因為每種藥物作用的部位各異，副作用、適應證、禁忌證各不相同，因此，用哪種藥好，應根據自己的個體情況認真挑選。

7. 謹防低血壓

高血壓患者一旦發生體位性低血壓，可產生頗為不良的影響，有時甚至極其嚴重。如伴有腎損害的高血壓患者，發生體位性低血壓時，可誘發急性腎衰竭、少尿、無尿、氮質血症乃至危及生命；心臟可因供血不足而發生心絞痛、心律失常和心力衰竭；腦部缺血，則出現頭昏目眩、嗜睡、昏迷，甚至死亡。

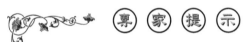

專 家 提 示

一旦確定是高血壓病就應服藥治療，並且要合理服用，效果才會最佳。

妳知道嗎？

特殊高血壓及合併他病時的選藥

1. 妊娠合併高血壓

當孕婦血壓升至22.7／14.7千帕（170／110毫米汞柱）時應降壓，但不能服利尿劑。有先兆子癇的孕婦，在妊娠32週前，一般採取保守治療。若血壓持續在較高水平，可給甲基多巴每日0.5～2.0毫克，還可合用肼屈嗪，每日50～200毫克，也可用地平類及拉貝洛爾等降壓藥。利血平和甲巰丙脯酸可能增加胎兒病死率，應禁用。其他降壓藥，對孕婦和胎兒有無影響還不十分明瞭，宜慎用。

2. 老年高血壓

用藥宜從小劑量起，逐漸加量至有效。首選藥為利尿劑和鈣拮抗劑；其次血管緊張素轉化酶抑制劑或血管緊張素受體抑制劑類副作用少，也可用β受體阻滯劑、哌唑嗪、甲基多巴和可樂定，均須慎用。

3. 高血脂合併高血壓

本病與冠心病有關，用藥以哌唑嗪為宜，但要警惕發生體位性低血壓，也可用血管緊張素受體抑制劑類。

4. 糖尿病合併高血壓

降壓藥首選血管緊張素受體抑制劑（ARB）／血管緊張素轉化酶抑制劑（ACEI）類，也可選含甲小量（小劑量

甲巰丙脯酸）利尿劑，但應採取小劑量；也可針對具體病情採取哌唑嗪與利尿劑合用、米諾地爾與利尿劑合用、可樂定與甲巰丙脯酸合用，但應注意這些藥物的副作用。

5. 年輕男性高血壓

這類患者宜採用血管擴張劑（ARB）或甲巰丙脯酸，少選作用於交感神經系統的降壓藥與利尿藥，以免影響性功能，導致陽痿和不射精。這類患者在性交高潮時血壓可升至30.7／17.3千帕(230／130毫米汞柱）。為安全起見，可在性交前1小時，適當服用β受體阻滯劑，如普萘洛爾10～20毫克，或性交前10分鐘含服硝酸甘油0.3～0.6毫克，預防心絞痛發作。

怎樣應對老年高血脂症？

患有高血脂症的老年人越來越多，高血脂症的治療是一個長期的耗時耗力的過程，有沒有什麼更好的辦法來應對呢？下面列舉出幾種應對的方法供老年患者參考：

1. 減少熱量攝入

老年人的身體功能反應降低，新陳代謝開始減慢，能量需求量要比成年人低。有高血脂症的老年人更應嚴格控制能量的攝入，每人每天的能量攝入要控制在29千卡／千克體重之內，包括主食在內每天不宜超過300克。

適合老年人吃的食物有：饅頭、米飯、麵包、豆腐、豆漿、牛奶、瘦肉、魚類以及各種蔬菜、水果。這些食物的熱量都比較低，又能起到均衡營養的作用。

2. 降低膽固醇是關鍵

膽固醇是高血脂形成的最大元兇，因此，老年人要嚴格控制動物脂肪或膽固醇的攝入，食油最好以富含不飽和脂肪酸的植物油為主，如豆油、花生油、玉米油，蛋類每天不超過1個，或兩三天1個雞蛋。不要吃肥肉，因為肥肉的膽固醇含量比較高。

3. 多吃高纖維食物

老年人尤其是高血脂症患者要多吃高纖維的食物，因為食物纖維可與膽汁酸相結合，增加膽鹽在糞便中的排泄，降低血清膽固醇濃度。

有的人習慣了吃精細的食物，他們對高纖維的食物有誤解，認為高纖維的食物營養沒有精細食物的營養豐富。其實高纖維食物一樣含有人體必須的各種元素，常見的高纖維食物有粗糧、雜糧、乾豆類、蔬菜、水果等。每人每天攝入的食物纖維量以35～45克為宜。

4. 戒菸戒酒

高血脂症患者一般都認為菸酒只對肺和肝有影響，對血脂沒有影響，但科學研究表明，長期吸菸或酗酒均可干擾血脂代謝，使膽固醇和甘油三酯上升，所以老年人最好是戒菸戒酒。可以選擇喝茶，因為茶葉有降低血脂、促進

脂肪代謝的作用，其中以綠茶降血脂效果最好。

5. 有規律的生活

高血脂症老年患者應注意，生活方式要有規律性。不要熬夜、暴飲暴食、過度勞累，可以適當參加體育活動和文娛活動，保持良好心態。焦慮或抑鬱等不良心理和精神因素對脂質代謝也會產生不良影響。

專 家 提 示

隨著人們生活水準的提高，餐桌上的營養也越來越豐富，老年人患高血脂症的也越來越多。絕對不能對這種病等閒視之，一旦發現了就要及時治療，因為它是危害老年人健康的最大隱患。

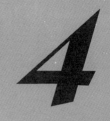

避免高血壓、高血脂
從生活中做起

高血壓、高血脂疾病的形成有兩方面因素：一方面是遺傳因素，另一方面是環境因素。由此看來，每個人都是高血壓、高血脂的「候選人」。反過來，每個人也都可以主動截斷那些導致高血壓、高血脂的危險因子。這些做法並不昂貴，也不難實現，只要你願意養成良好的生活習慣，就可以預防、緩解這些疾病。

高血壓、高血脂

你有哪些少為人知的不健康生活習慣?

少為人知的不健康生活習慣主要有以下幾條:

⑴ 你在臥室裏養花草嗎?

⑵ 你長時間在浴霸下面洗澡嗎?

⑶ 你熱水沐浴時間過長嗎?

⑷ 你總是高溫燒油急火炒菜嗎?

⑸ 你沖馬桶時總是不蓋馬桶蓋嗎?

⑹ 你起床後先急著疊好被子嗎?

⑺ 你很少給家裏的電話機消毒嗎?

⑻ 飯剛下肚你就上床睡覺嗎?

⑼ 坐位時你喜歡蹺二郎腿嗎?

⑽ 你總是強忍小便嗎?

測試答案:

　　如果以上問題,你全部回答「是」,你的生活習慣就需要快點改變了;如果有5個以上問題回答「不是」,那也應該糾正自己其他的不良生活習慣,培養良好的生活習慣。

生活環境要安靜

　　高血壓、高血脂症患者需要有安靜的生活和居住環境，尤其是心腦血管疾病患者要儘量防躲噪音。

　　噪音是引起人緊張和導致死亡的重要原因。據科學家研究，噪音的刺激會使人出現脈搏和心率改變、血壓升高、心律不整、心臟傳導阻滯等，可能會引發高血壓急症和心臟病發作等意外。

　　據歐洲的一項調查顯示，在歐洲因心臟病或中風死亡的人中，3％是因交通噪音所致，超過50分貝的噪音就足以引起心臟病。嘈雜餐館的噪音水準在55分貝上下，交通繁忙的路口噪音可達75分貝。

　　可見，高血壓、高血脂症患者必須有一個良好的生活環境。那麼，如何為高血壓、高血脂症患者打造一個良好的生活環境呢？

　　首先要防止噪音刺激，特別是住在馬路邊的人，家中應採取一些防噪措施，家裏的裝修應該注重防止噪音干擾。如可以選用厚的棉麻質地窗簾，因為它的吸音效果很好。沙發也可以選擇布藝的，可以起到一定的降噪作用。家庭經濟條件較好的，還可以安裝塑鋼平開密封窗、中空雙層玻璃窗，牆壁、吊頂也最好選用隔音材料。高血壓、高血脂症患者的臥室佈局最重要，因為臥室佈局不好，很多患者的睡眠都會受到干擾。

　　一般來說，高血壓、高血脂症患者臥室傢俱的佈置大多取決於房間門與窗的位置，通常以站在門外，不能直視到床上的陳設為佳，而窗戶與床體成平行方向較適合。貯

高血壓、高血脂

藏櫃、小圓桌椅大多佈置在床體側向，視聽展示櫃則大多陳列在床的迎立面，以便於觀看。梳粧檯的擺放沒有固定模式，可與床頭櫃並行放設，也可與床體呈平行方向佈置。

臥室裏一般的傢俱有寢具、化妝傢俱、貯藏櫃子之類及桌椅沙發等。其中寢具包括床和床頭櫃兩部分，床頭櫃可放置照明器具、時鐘、電話機、杯子及睡前讀物，此外一些零碎小件也可放於床頭櫃中，方便取拿。化妝傢俱則包括梳粧檯、鏡子及椅子三部分。貯藏傢俱可收儲包括床單、枕巾、被子等宿具及衣物、皮包等。

臥室空間面積較大，還可設專用的貯藏室，將衣物、被褥等物品單獨存放。桌椅可以供主人聽音樂、聊天或小酌使用，給生活帶來便利。

總之，臥室佈置要體現整潔的感覺，讓人感覺流暢，不可過於繁雜。

專 家 提 示

高血壓和心腦血管病患者對噪音應採取能躲就躲的態度，少去聲音嘈雜的餐館吃飯，在上下班高峰時期少在街道附近活動，家裏或鄰居裝修時不妨出去遛遛彎，躲過強噪音時段。

{ 妳知道嗎？ } - - - - - - - - - - - - - - - - - - •

什麼是噪音？

聲音是物質的振動以波的形式在彈性介質(氣體、固體、液體)中進行傳播的一種物理現象，這種波通常稱為聲波。聲波的頻率等於造成該聲波的物體振動的頻率，其單位為赫。一般人耳能感覺到的聲波頻率範圍是20～20000赫，低於這個頻率的為次聲，高於這個頻率的為超聲。

一般認為凡是不需要的，使人厭煩並對人類生活和生產有妨礙的聲音都是噪音。它不單獨取決於聲音的物理性質，而且和人類的生活狀態有關。例如，在聽音樂的時候除演員和樂隊以外的聲音都是噪音；而在睡眠的時候優美的音樂也會變成噪音。

• -

高血壓、高血脂症患者
宜遵守的生物鐘

良好的生活方式對於任何一個人都是很重要的，因為人體內的生物鐘總是固定堅持每天24小時的規律的作息時間表。如果把一個人放到每天作息時間不定的環境中，生物鐘很難自動調節，他就會因為失眠等問題而無精打采，影響工作效率。人不遵守生物鐘，一兩天內就可能感到累，時間長了就要生病。所以高血壓患者應該按照自己的生物鐘來安排作息時間，按時進食、活動、學習和工作。

高血壓、高血脂

1. 保持好的作息規律

高血壓、高血脂症患者因為病情的干擾，往往得不到好的休息和睡眠，有的患者就乾脆把生活作息規律全打亂了，這樣對患者生活的害處是極其大的，所以患者要保證每天有充足的睡眠。一般來說7～8小時即可，老年人可適當減少。最好不要白天長時間睡覺，否則到了晚上就會精神抖擻，嚴重影響患者體內新陳代謝規律。也不要睡懶覺，早睡早起是最值得提倡的生活作息規律。

2. 養成好的生活習慣

高血壓、高血脂症患者養成良好的生活習慣很重要，千萬不要在麻將桌前廢寢忘食、通宵達旦，這樣是絕對不可取的。因為長時間活動會導致患者體力和精神透支。

高血壓和高血脂症患者最好不要看驚險的或悲劇性的電視片，那樣容易引發患者的消極情緒。

尤其不要看激烈的體育競賽，如足球賽、籃球賽等，觀看足球賽後發生腦中風和心肌梗塞的事件並不少見，高血壓患者應引以為戒。

3. 保持好的休息

高血壓、高血脂症患者要注意平時的休息，以便補充體力，中午最好有午睡時間，以減少腦出血發生的概率。有的高血壓、高血脂症患者在工作中擔當著很重要的職位，有的患者學習壓力很大，所以患者在工作和學習中一定要注意勞逸結合，減少緊張情緒，保持心情愉快。患者

還可以在工作和學習之餘，堅持適量的運動，如參加跑步、球類、游泳、太極拳等運動項目。

4. 保持良好的睡眠

睡眠不好會直接影響到血壓的控制，造成血壓波動不穩，通常人的血壓呈現白天高、夜間低的「勺形」變化規律，這樣人在夜間睡眠時身體的各個器官也可以得到很好的休息。如果晚上睡眠不好，夜間的血壓會因為交感神經不能得到較好休息，甚至因為失眠引發焦慮進而造成血壓上升，容易形成「非勺形」血壓變化規律，這種情況對心、腦、腎等靶器官的損害非常大。

高血壓患者一定要有良好的睡眠，平時應儘量避免熬夜，尤其是血壓控制不穩定的患者以及老年高血壓患者，更應避免熬夜引發的心腦血管等嚴重意外狀況。

有些高血壓、高血脂症患者喜歡隨心所欲，不喜歡有規律的生活，這樣對病情是有害無益的。

妳知道嗎？

什麼叫生物鐘？

生物鐘也叫生物節律、生物韻律，指的是生物體隨時間所作的週期變化，包括生理、行為及形態結構等現象。

高血壓、高血脂

生命科學家發現，生物鐘是多種多樣的。就人體而言，已發現100多種，生物鐘對人健康的影響是非常巨大的。整個人類都是以一晝夜為週期進行作息，人體的生理指標如體溫、血壓、脈搏，人的體力、情緒、智力和婦女的月經週期，體內的信號如腦電波、心電波、經絡電位、體電磁場的變化等，都會隨著晝夜變化作週期性變化，這一系列的現象與人的健康關係重大。

科學證明，生物鐘紊亂的時候，人類甚至所有生命都容易生病、衰老或死亡。有些人的生物鐘幾十年都是相對穩定的，他的健康狀況就是良好的；而生物鐘一旦被打破，較長時間處於紊亂狀態，就會產生各種各樣的不適或疾病，有的甚至危及生命。

人類要及早認識生物鐘，掌握生物鐘，順應生物鐘，這對維護和增進人們的身心健康是非常有益的。

高血壓、高血脂症患者睡眠三大注意事項

高血壓病十分常見，最嚴重的病情莫過於隨著血壓升高，併發心腦血管疾病，這種情況的發病經常出現在夜間。所以，高血壓患者如何安排好自己的休息與睡眠，就顯得非常重要。平時，高血壓、高血脂症患者在睡眠時要注意做到如下幾點：

1. 要注意睡眠寢具的使用

高血壓、高血脂症患者睡覺的時候，千萬不可用太高

的枕頭，因為血脂過高的人，其血液流動速度比正常人慢，在睡眠時更慢。如果再把頭頸墊高，那麼血液流向頭部將減慢而且減少，這就容易發生缺血性腦中風（腦梗塞）。

睡覺的時候也不能蓋太過厚重的被子，老年人在冬季不要加蓋厚重棉被。蓋上厚重的棉被，不僅影響呼吸，而且會使全身血液運行受阻，容易導致腦血流障礙和缺氧，使腦靜脈壓和腦壓增高。有經濟條件的家庭，最好是選用鵝毛被、蠶絲被給患者使用。

2. 睡前不要吃得過飽

高血壓、高血脂症患者在進食晚飯的時候，不要吃得太飽，因為進食後胃腸蠕動增強，血液流向胃腸部，從而流向頭部、心臟的血液減少，這樣會增大腦梗塞、冠心病的誘發危險。所以晚餐最好是吃清淡的、容易消化的食物，也可以在晚餐中配些湯類，不要怕夜間多尿而不敢飲水或進粥食。要知道，進水量不足，會使夜間血液黏稠，促使血栓形成。

有些中年高血壓患者，對晚餐並不講究，有時還毫無顧忌地大吃大喝，這樣導致胃腸功能負擔加重，影響睡眠，不利於血壓下降。

3. 睡前活動要有節制

高血壓、高血脂症患者的睡前娛樂活動要有所節制。如下棋、打麻將、打撲克等要限制時間，一般以1～2小時為宜，要學習控制情緒，堅持以娛樂健身為目的，不可計

高血壓、高血脂

較輸贏，不可過於認真或激動，否則會導致血壓升高。看電視也應控制好時間，不宜長時間坐在電視螢幕前，也不要看內容過於刺激的節目，否則會影響睡眠。

以上三點都是高血壓、高血脂症患者在睡眠方面需要注意的事項，如果患者能在按時服用降壓降脂藥的同時，再堅持做到上述幾點，疾病的療效會得到提高，血脂、血壓水準會保持更平穩，從而減少發生心腦血管疾病的概率。

專 家 提 示

高血壓、高血脂症患者睡前注意不要服大量安眠藥及強效的降壓藥，因為這些藥均在不同程度上減慢睡眠時的血流，使血液黏稠度相對增加，導致腦中風發生。

妳知道嗎？

高血壓、高血脂症患者應防足部病變

與糖尿病引起的下肢動脈併發症相比，人們對高血壓、高血脂引起的下肢動脈疾病瞭解得很少，但這些腿部血管疾病跟心腦血管病一樣可怕，必須引起人們的足夠重視。與糖尿病一樣，高血壓病與高血脂症如果長期沒有得到較好的治療，也會出現大血管的併發症，主要是提前出現的或加速發展的動脈粥樣硬化。動脈粥樣硬化不只是發生在冠狀動脈，它可以發生在全身的任何動脈，發生在

下肢動脈的並不少見。如果下肢動脈狹窄或閉塞，就會出現腿發涼、怕冷、麻木、乏力、走不了遠路甚至疼痛等症狀，嚴重的會導致足部潰瘍或足趾壞疽。

　　一般下肢動脈狹窄到50％以上才有明顯動脈硬化症狀，從輕度狹窄到堵塞50％需要10~20年時間，在這段時間裏，患者沒有症狀或症狀較輕，一旦出現了明顯的間歇性跛行，即行走很短距離後出現腿酸疼痛，需要坐下來休息一會兒後再繼續行走，則說明在活動情況下腿部已經明顯供血不足。

　　因此，高血壓、高血脂症患者既要重視心腦血管併發症的出現，也要重視下肢血管的病變。如感到腿涼、乏力、走不了遠路，患者應該及時到設有周圍血管科或血管外科的醫院就診，進行下肢動脈彩超、下肢動脈節段性測壓等檢查，早發現，早診斷，並及時採取治療措施，避免出現更嚴重的下肢血管病。

高血壓、高血脂症患者 「方便」的注意事項

　　對高血壓、高血脂症患者而言，便秘是件很嚴重的事情，因為便秘會造成腦中風。

　　一般人在用力排便時，會使血壓上升，有時上升值會相當高。高血壓、高血脂症患者一定不要過分地用力排便，可以使用瀉藥，最好是平時在日常生活中多加注意以解除便秘之苦。

高血壓、高血脂

1. 限制高熱量飲食

控制飲食中過多熱量、脂肪及蛋白質的攝入；少吃熱量過高的肥膩食物，如肥肉、鴨、油炸食品，動物內臟最好不要吃，其他高膽固醇類食物如松花蛋黃、豬腦、肥腸等也要少吃；可樂等高熱量的飲料最好不要喝。

2. 適當運動

平時也可以做點合適的運動，如散步、做操。可以做些力所能及的體力勞動，如拖地、打掃衛生。不宜飽餐後在沙發上長時間看電視，多食少動的後果只能是出現血壓升高或使原有症狀加重。

3. 養成好的飲食習慣

可以在平時多喝開水，使腸腔內保持足夠的使大便軟化的水分，從而達到治療大便乾燥的目的。要多吃含纖維素豐富的莖、葉粗纖維蔬菜，如芹菜、白菜、蘿蔔等。這些食物含維生素C，維生素C能補充人體養分，同時也可預防高血壓病、高血脂症。這些食物的殘渣又能刺激腸壁，促使腸蠕動加快，使糞便易於排出體外。還可以吃點洋蔥、黃豆等，這些食物可以產生氣體，刺激腸道蠕動。

此外，蜂蜜、決明子也有潤腸通便的作用。一般說來，辣椒、濃茶、酒類等刺激性食品不利於大便的通下，不宜食用。

4. 控制體重

一般來說體重過重，身體機體負擔也更重。高血壓、

高血脂症患者的機體負擔本來就重，只有適當控制體重，才會給身體各器官減輕負擔。

⊙ 專 家 提 示

　　便秘看起來是小事，但如果高血壓、高血脂症患者不引起足夠的注意，就會在不知不覺中給自身帶來極大的隱患。平時注意通便，是關鍵中的關鍵。

妳知道嗎？

便秘食療法

●**白朮粥：**用白朮40克水煎取汁，加大米60克煮為稀粥，早晚服食。可健運脾胃、導滯通便，對脾胃虛弱、運化無力引起的老人便秘療效甚佳。

●**柏子仁粥：**柏子仁15克，大米50克，蜂蜜適量。先將柏子仁去淨皮殼雜質，稍搗爛，同大米煮粥，待熟時調入蜂蜜，再煮沸即成，每日2劑，連續3～5天。可潤腸通便、養心安神，適用於長期便秘、心悸、健忘、多夢等。

●**決明子粥：**炒決明子10克，大米100克，冰糖少許。先將決明子放鍋內炒至微有香氣，取出，待冷後水煎取汁，加大米煮為稀粥，待熟時調入冰糖，再煮沸即成，每日1劑，連續5～7天。可清肝、明目、通便，適用於目赤腫痛、怕光流淚、頭痛頭暈，以及高血壓病、高血脂症、肝炎、習慣性便秘等。

●**何首烏粥：**何首烏15克，大米50克，白砂糖適量。

將何首烏水煎取汁，加大米煮為稀粥，待熟時調入白砂糖，再煮沸即成，每日1劑，連續5天。可補氣血、養肝腎，適用於肝腎虧損、鬚髮早白、頭暈耳鳴、腰膝酸軟、大便乾結以及高血壓病、高血脂症等。

●**參芪粥：** 黨參、黃芪各10克，大米50克，白砂糖適量。將黨參、黃芪切片，水煎取汁，加大米煮為稀粥，每日1劑，連續3～5天。可補中益氣，適用於老年人氣虛便秘，以及頭暈目眩、心悸氣短、面色蒼白等。

高血壓、高血脂症患者洗澡六不要

洗熱水澡既可以清潔皮膚，又能夠促進血液循環，加速機體的新陳代謝，有解除疲勞之功效。但是，據報導，每年有10％～20％的高血壓老年患者在洗澡時發生腦血管意外。其實意外的發生，問題並不在於洗澡本身，而是由於洗澡的方法不當。因此，高血壓老年患者冬天洗澡應該注意以下六不要：

1. 空腹或者飯後洗澡

在洗澡過程中身體會消耗很多熱量，老年人糖原儲存量本來就比較少，如果空腹洗澡容易因血糖過低而發生低血糖性休克。但是也不能飯後立即洗澡，如果飯後立即洗澡，會因氣溫的升高，熱量的刺激，使皮膚血管擴張，胃腸道中的血液相對減少，從而妨礙食物的消化和吸收。最好的辦法是在餐後1小時洗澡。

2. 水溫過高

冬天，許多人喜歡用很燙的水洗澡，以為這樣可以避免著涼。對於高血壓、高血脂症患者來說，這是大忌，就是正常人一下子進入熱水中，血壓也會在短時間內升高，由於全身皮膚和皮下血管擴張，血壓又會逐漸下降甚至降到低於洗澡前的水準。此時大量的血液滯留在外周血管，大腦和心臟等重要器官的血液供應就少了。血液分佈改變會引起血壓大幅度升降，高血壓、高血脂症患者容易因為血壓上升過快，發生腦血管意外。

一般來說，洗澡水溫以與人體體溫相近最好。

3. 入浴和出浴溫差過大

如果入浴和出浴的溫差過大，在出浴後由於寒冷，會引起血管收縮，導致血壓升高，增加高血壓患者發生意外的概率，所以出浴場所的溫度和浴室裏的溫度應保持一致。

4. 在水中久泡

如果在水中久泡，皮膚毛細血管擴張，容易引起大腦暫時性缺血，嚴重時可暈倒。患有高血壓病、動脈硬化的老年人，在熱水中久泡，有誘發腦中風的危險。泡澡時間最好控制在半小時以內。

5. 皮膚刺激

老年人適宜用含脂肪較多的羊毛脂皂或香皂，因為老年人皮脂腺分泌減少，滋潤能力較差，如果使用鹼性化學物質容易刺激皮膚，引起瘙癢和炎症。皮膚還會因為缺乏

高血壓、高血脂

油脂而變得粗糙、乾燥、皮屑增多，甚至發生皮膚裂紋或損傷。

也不要在洗澡過程中用力搓擦皮膚，拼命搓擦皮膚會造成表皮細胞損傷，甚至出血，使皮膚這一人體自然屏障損害，細菌或病毒就會乘虛而入。

6. 沒有安全措施

高血壓老年患者冬天洗澡時，不要鎖死浴室的門，洗澡時最好家裏有人，一旦出現情況能及時請求幫助。浴室地板也不要太滑，以免摔倒引起外傷，最好採取坐位洗澡以防摔倒。

總之，高血壓、高血脂症患者在洗澡的過程中要本著安全的原則，多加注意。

專 家 提 示

高血壓、高血脂症患者在洗澡過程中要注意的事項很多，只要掌握了基本的安全守則，洗澡其實可以既安全又享受。

這些動作很危險

對於健康人來說很正常的一些動作，對於高血壓、高血脂症患者來說，卻是很危險的，如以下這些動作：

1. 飯後立即洗熱水澡

很多患者不知道這樣做有危險，有的患者甚至習慣了

飽餐之後馬上去沖個熱水澡，以為這樣可以清潔身體，又能消除疲勞。其實這樣做是很危險的，因為飽餐後本來就容易引起心腦血管缺血，在洗澡時，皮膚血管擴張，血流旺盛，這樣很容易導致心肌梗塞或腦梗塞。一般高血壓患者洗澡可安排在進餐前後1小時左右。

2. 長時間緊張

有的高血壓、高血脂症患者喜歡長時間搓麻將、看驚險的或悲劇性的電視片或體育競賽，生活中因為打麻將或觀看體育競賽發生腦中風和心肌梗塞的事件並不少見。

這是因為長時間的緊張情緒或者激動情緒會造成血壓升高，所以高血壓、高血脂症患者最好避免長時間地搓麻將，也不要看驚險電影、電視節目和比賽。

3. 對腹瀉報以輕心

高血壓、高血脂症患者有較輕的腹瀉症狀時，可以在家喝一些糖鹽水，發生較嚴重的腹瀉時應該去醫院輸液。腹瀉中須得到及時的治療，如果不及時醫治，易形成血栓阻塞血管，危及患者生命。

4. 與他人發生激烈爭吵

高血壓、高血脂症患者心態一定要平和，如果情緒容易激動，就要學會控制自己。患者最好不要和他人吵架或激烈爭論，這時很容易發生腦血管意外。所以對高血壓、高血脂症患者來說，不要有極度悲傷、氣憤的情緒，要做到心胸開闊、心境平和。

5. 長時間在低溫環境下

很多患者都不知道這樣做是很危險的，尤其在嚴冬季節。患者要是冬季長時間用手洗衣物或蔬菜，特別是在室外用冷水洗，就會引發危險。

高血壓患者雙手浸於4℃冷水中5～10分鐘，血壓可明顯升高，因此，寒冷季節高血壓患者應注意保暖，以免血壓急劇升高發生意外。

6. 便秘時屏氣

高血壓、高血脂症患者極容易發生便秘現象。很多患者在便秘時，習慣用力屏氣，這樣做很危險。因為可使血壓在很短的時間內迅速升高，心率明顯加快，心腦血管的負擔急劇增加，可導致心腦血管意外的發生。因此，便秘的高血壓患者最好是在醫生指導下用一些緩瀉劑，或用外用藥開塞露也可以。

7. 猛下蹲

高血壓患者在揀拾地上的東西或繫鞋帶時，最好不要下蹲或彎腰以免頭部朝下，因為這樣會使腦部血流量急劇增加，引起頭昏、頭脹、站立不穩等，尤其是動作過快、過猛時，很容易發生腦血管意外。因此，高血壓患者應該儘量避免下蹲或彎腰，有條件的話可以請人幫忙；如果非做不可，動作要儘量緩慢。

上面說的7個危險事項只是所有危險中的一小部分而已，關鍵還是患者在日常生活中要有足夠的保護意識。

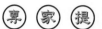

平時患者的家屬和身邊的人，也應該有意識地提醒患者，最好不要讓患者去做這些危險的事情。

妳知道嗎？

高血壓患者切勿猛回頭

高血壓患者猛回頭時，頸椎動脈會因頸部猛轉動而受壓變細，如果頸椎動脈原來存有病變，則會更加狹窄，頸部交感神經因受到刺激會導致腦血管痙攣。

這些情況都會使腦部的供血量減少，以及腦血管的血流速度變慢，輕者可發生暫時性腦缺血，出現頭暈、噁心、嘔吐、眼花、耳鳴、四肢輕癱等症狀；重者則可形成頸椎動脈血栓，血栓形成一側活動失調，面部溫痛感消失，甚至還可能因此而出現偏癱。所以，高血壓患者猛回頭比普通人更具有危險性。

━━▶ 高血壓、高血脂症患者生活忌諱 ◀━

高血壓、高血脂症患者在平時生活中有很多需要注意的事項，下面就是他們需要忌諱的事項：

1. 過度飽餐

尤其是老年患者絕對不能飽餐過度。老年人胃腸消化

功能減退，若過度飽餐，很容易造成消化不良，發生急性胃腸炎、急性胰腺炎等。吃得過飽，就會使膈肌位置上移，影響心肺的正常活動。消化食物需要大量血液集中到胃腸道，心腦供血相對減少，高血壓患者血管本來就比較脆弱，這樣很容易誘發腦中風。

2. 接受輻射

高血壓、高血脂症患者不可以接受輻射，因為輻射可致血壓升高，平時最好遠離有輻射源的地方。

最好不要看電視過久，一是電視機有電磁輻射；二是電視情節緊張的話，會讓患者情緒激動，易誘發腦血管意外。

3. 過度興奮

高血壓患者要經常保持穩定的情緒，避免過度興奮、緊張，居住環境也不宜熱鬧過度。

最好不要去參加競爭性很強的娛樂活動，否則會因為情緒波動，交感神經興奮，而引起全身血管收縮，心跳加快，血壓升高，甚至可能引起腦出血。

4. 不規律的生活

在喜慶的節日時，一般會有很多親友來訪，可是高血壓患者卻不宜頻繁和長時間接待客人。因為這樣，會打破患者原有的生活規律，這是很危險的。美國學者研究發現患高血壓病的人，說話30分鐘，90%血壓會升高。因此，在節日期間，患者可以要家屬代為待客，自己注意多休息。

5.突然停藥

高血壓患者服用降壓藥一段時間，如果突然停藥，有可能出現降壓停藥綜合徵，表現為患者血壓大幅度反跳升高，出現頭暈、噁心、失眠、出汗等症狀，甚至發生腦血管意外等病變。

6. 飯後立即運動

高血壓、高血脂症患者最忌飯後運動。因為飯後腦部的血流相應減少，如立即運動，心腦臟器的血液供應量相對減少，會增加老年人腦血管疾病發生的概率，使冠心病患者發生心絞痛，甚至心肌梗塞。高血壓患者還會加重頭昏、頭痛等症狀。

 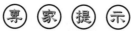

在很多時候，人們不是不知道要忌諱些什麼，而是懶得去執行。高血壓、高血脂症患者一定要克服這個心理弱點，有意識地不去犯這些忌諱。

高血壓、高血脂症患者
應注意氣候變化

一年四季變化，氣候隨著變化，溫度也隨著變化，高血壓、高血脂症患者尤其要注意根據氣候變化來調節生活起居。高血壓、高血脂症患者一年四季要注意的措施大概可以總結為以下幾點：

1. 平衡膳食

飲食清淡、少脂少鹽是防控高血壓、高血脂的重要一環。在這一原則的指導之下，高血壓患者要少吃酸性食品，多吃能補益脾胃的食物，如瘦肉、禽蛋、大棗、水果、乾果等。多吃韭菜、菠菜、薺菜和蔥等新鮮蔬菜，能有效降低膽固醇，減少膽固醇在血管壁上的沉積，利於血壓的調控。還應多吃甘溫食物，如花生、玉米、豆漿等。

總之，要食不厭雜，主副、粗細、葷素合理搭配，做到膳食平衡。

2. 適當鍛鍊

適當鍛鍊有利於人體吐故納新，特別是高血壓、高血脂症患者，堅持戶外鍛鍊，可增強人體免疫力，不易得病；可改善機體代謝，改善血液循環，消除疲勞、抑鬱，調節心理；曬太陽可增加維生素D，有利於鈣的吸收，可防骨質疏鬆；吸入新鮮空氣，可改善心腦的氧氣供應，增強大腦對心臟血管收縮舒張功能的調節，防止冠心病和腦中風的發生，但需要注意鍛鍊一定要有度、有序、有節。

3. 補充水分

許多營養物質要溶於水才能被吸收，許多代謝產物也要通過水，才能經腸道和腎臟排出體外。如果缺乏水分，會使血液黏稠，血管阻力增加，心臟負擔加重，血壓升高，導致心肌梗塞和腦梗塞的發生。

故高血壓、高血脂症患者每天飲食中要補充不少於2500毫升的水分，以防心腦血管疾病的發生和發展。

4. 飲食不可貪涼

尤其是在炎熱的夏季，很多患者喜歡進食冰涼的食品，其實這是不可取的。因為大量進食涼的食物，一方面會引起胃部血管的收縮，造成腹痛、腹瀉；另一方面全身的小血管也會反射性收縮，引起血壓升高、冠狀動脈痙攣，造成危險。

5. 日常起居作息應規律

正常情況下，一天中人的血壓是波動變化的，通常早上和傍晚血壓較高，中午稍低，夜間睡眠時最低。保持血壓的這種晝夜規律，有助於心腦血管的保護。

6. 養成好的生活習慣

吸菸、緊張、季節氣溫變化都可引起血清濃度變化，也容易引起血壓變化，所以患者要養成好的生活習慣，最好不要抽菸、喝酒。

高血壓、高血脂症患者只要平時有比較強的保健意識，不管氣候怎麼變化，都不怕。

專 家 提 示

無論是高血壓、高血脂症患者還是其他人都應關注天氣變化，注意保暖，及時添加衣物，注意飲食，對身體健康可以起到保護作用。

高血壓、高血脂

高血壓患者寒冬注意事項

(1) 醒來時不要立刻離開被褥，應在被褥中活動身體，並請家人將室內變暖和。

(2) 洗臉、刷牙要用溫水。

(3) 如廁時應穿著暖和。

(4) 外出時戴手套、帽子、圍巾，穿大衣等，注意保暖。

(5) 等汽車時可做原地踏步等小動作。

(6) 在有暖氣的地方可少穿些，離開時再加衣服。

(7) 用乾布拭擦皮膚以防寒。

(8) 沐浴前先讓浴室充滿熱氣，等浴室溫度上升後再入浴。

(9) 夜間如廁，為避免受寒可在臥室內安置便器。

(10) 飲酒避免吃鹽分過多的小菜。

高血壓、高血脂症患者 外出必知十大紀律

這些年，熱愛旅遊的人越來越多，這其中不乏患有高血壓病、高血脂症等慢性疾病的中老年人。這些患者外出旅遊，有什麼要特別注意的呢？

下面的10點就是高血壓、高血脂症患者必知的事宜：

1. 瞭解自己的身體

首先要瞭解自己的身體狀況，是否能承受旅途的艱

辛。特別是患有慢性高血壓病且上了年紀的老年人，出遊前最好向醫生諮詢一下，像剛出院、心肌梗塞發作後不到半年、血壓不穩定的患者，最好在家休息，不要外出。

2. 瞭解目的地的情況

患者出去旅遊前最好瞭解一下目的地的天氣情況、飲食習慣以及行程安排，針對當地的情況預備行囊。因為氣候的突然變化會引起血壓波動，導致高血壓病的併發症，尤其是腦出血、缺血性腦中風及心肌梗塞等併發概率會增大。而且南北溫差也比較大，瞭解氣候才能攜帶合適的衣物。

3. 帶藥上路

慢性高血壓患者必須帶藥上路，並在旅途中按醫囑定時服藥。如果有條件，在旅遊期間也要每日或隔日測量血壓一次。高血壓患者在疲勞後血壓往往會上升，平時的用藥量可能就不夠了，最好做適當調整。

在旅遊過程中，一旦感覺不適，如頭暈、頭痛等，應立即停止運動，就地坐下，防止跌倒或發生意外，並根據情況及時撥打醫療急救電話。

4. 行程不要太緊湊

高血壓、高血脂症患者在旅遊日程和路線的安排上，應該從容不迫，量力而行，千萬不要匆忙、窘迫和過分勞累。

5. 就近原則

選擇旅遊地點的時候以就近為好，最好不要登高山和去高原地區，避免去遠離醫療機構和交通不便之處。

6. 病情穩定的時候出行

高血壓、高血脂症患者遠行前，可以到醫院進行一次比較全面的體檢，有無慢性併發症或高血壓病、高血脂症其他疾病。如果病情很穩定，做好相關準備後，就可以高高興興地外出旅行了。

7. 注意飲食和營養

外出旅遊途中應該注意保暖，還要注意飲食衛生和合理營養，避免暴飲暴食或一餐過飽，禁飲烈性酒和大量抽菸。可以飲茶，但是不要過量，以免過度興奮，導致失眠影響睡眠。

8. 帶上易消化的食物

旅途中體力消耗大，飲食也可能有不方便的地方，患者可以隨身攜帶糖果或其他易於消化吸收的食物，如餅乾、麵包、果汁等，以防意外情況發生。

9. 鞋子要合適

旅行要走很多路，如果鞋子不合適，會給腳帶來很大的負擔。因此，不管是患者還是健康人，在旅行中都應穿合腳、舒適、便於步行的鞋子，還要每天晚上檢查腳部有無水疱和破潰。

10. 有人陪同

如果是老年患者，最好有親人隨行。可以隨時照顧患者，遇到意外情況的時候，也有人採取急救措施。

只要注意了以上10點，做好所有準備，高血壓、高血脂症患者就可以踏上愉快的旅程了，當然旅遊途中最好注意勞逸結合，活動量要適度。

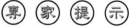

專　家　提　示

　　出去旅遊避免處於疲勞、緊張、激動狀態，否則將會使病情「雪上加霜」，造成災難性的後果。另外，不少高血壓患者平時毫無症狀，不服降壓藥又不去看病，常常會在氣候變化的時節突然發病。因此，出去旅遊一定要關注天氣變化。

妳知道嗎？

六類疾病患者不宜去西藏遊玩

(1)各種器質性心臟病，顯著心律失常或靜息心率大於100次／分，高血壓二期以上，各種血液病，腦血管疾病。

(2)慢性呼吸系統疾病，中度以上阻塞性肺疾病，如支氣管哮喘、支氣管擴張、肺氣腫、活動性肺結核和塵肺病。

(3)糖尿病未獲控制，癲病、癲病、精神分裂症。

(4)現患重症感冒、上呼吸道感染，體溫在38℃以上者；或體溫在38℃以下，但全身及呼吸道症狀明顯者，在病癒以前，應暫緩進入高原。

(5)曾確診患過高原肺水腫、高原腦水腫、血壓增高明顯的高原高血壓症，高原心臟病及高原紅細胞增多症者。

(6)高危孕婦。

高血壓、高血脂

→ 高血壓病和高血脂症並存時怎麼辦？ ←

高血壓病的發生和發展與高血脂症密切相關。大量研究資料表明，許多高血壓患者伴有脂質代謝紊亂，血中膽固醇和甘油三酯的含量較正常人顯著增高，而高密度脂蛋白、膽固醇含量則較低。許多高血脂症也常合併高血壓病，一旦高血壓病和高血脂症並存時，患者患冠心病的概率就很大，因為這兩種病都是冠心病的重要危險因素。因此，兩項疾病並存時更應積極治療。

1. 要綜合考慮療效

在使用降壓藥時，要考慮其對脂質代謝的影響。臨床研究證明，有的降壓藥物對脂質代謝可產生不良影響，從而成為動脈硬化的促進劑，如大劑量利尿降壓藥、非選擇性 β 受體阻滯劑均有這種作用。血管緊張素轉換酶抑制劑、鈣離子拮抗劑對脂質代謝也有一些影響。

高血壓和高血脂症並存的患者，最好是使用血管緊張素受體抑制劑／血管緊張素轉化酶抑制劑及地平類鈣通道阻滯劑或 α_1-受體阻滯劑，它們既可降壓，又有利於脂質代謝。但是使用胍唑嗪時，要警惕發生體位性低血壓。

2. 少吃鹽

專門有學者研究了鹽和血壓之間的關係，有些吃鹽多的地區高血壓發病人群多，而有些人吃鹽多卻不發病，這是因為高血壓與鹽敏感有關。部分鹽敏感者有鈉泵基因突變，突變呈顯性遺傳，對食鹽敏感性高血壓患者來說，減

鹽非常重要。對於食鹽敏感性不高的高血壓患者來說，少吃鹽可影響糖和脂肪代謝，所以用鹽量不能一味銳減，而是要適當地少吃鹽。

高血壓和高血脂並存的患者，一般每日食鹽量掌握在5克以下最佳，這樣對食鹽敏感和不敏感的患者都有益。

3. 控制總熱量的攝入

高血壓和高血脂並存的患者，更應該加強生活和飲食管理，控制一天的總熱量攝入。進食熱量過多，多餘的熱量就以脂肪的形式儲存在體內，使血脂和血壓升高。

控制熱量攝入，要以限制脂肪為主，主食每天200～250克為佳，選擇吃魚、豆製品、禽類、蔬菜等最好，這些食物熱量低。最好不要吃甜食，不要暴食，晚上更是要少吃，夜宵最好不要吃。在飲食選擇上可以多吃富含鈣、鉀的食物，如香蕉、紫菜、海帶、馬鈴薯、豆腐、蘑菇都可以。這些食物可以促進體內鈉鹽的排泄，調整細胞內鈉與鈣的比值，增加血管的彈性和柔韌性，維護動脈血管正常的舒縮反應，從而保護心臟。

4. 運動要適度

高血壓和高血脂並存的患者，不適合做劇烈的運動，但是適度運動是可以的。適度運動能增加身體熱度，加速體內脂肪、糖和蛋白質的分解，可以使血管壁上的沉積物分解流失掉，又可使血脂分解加速，從而防止高血壓病、高血脂症的發生。運動還能延緩各臟器的衰老，老年患者適合的運動方式有散步、慢跑、打太極拳等。

高血壓、高血脂

5. 要戒菸戒酒

菸酒對高血壓和高血脂均屬促進因素，高血壓和高血脂並存的患者應該堅決戒菸，最好不要喝酒。

專 家 提 示

高血壓和高血脂並存的患者尤其要注意定期檢查，更要從日常飲食入手，加以輔助，鞏固療效。

漫談夏季降壓降脂法

夏季，隨著氣溫的不斷增高，高血壓、高血脂症患者的外周小血管也會擴張，大部分患者的血壓會有所降低。但也有一些患者由於睡眠不好、心情煩躁等原因，其血壓、血脂升高。所以，高血壓、高血脂症患者在夏天應注重監測血壓變化，積極用以下方法進行治療：

1. 調整降壓降脂藥物劑量

調整降壓降脂藥物劑量，避免血壓過低誘發心腦血管病發作，特別要減少利尿劑及含有利尿藥成分的一些複合劑的應用。

2. 及時補水，多喝水

夏季人體出汗較多，而老年人體內水分較少，夏天體內容易缺水。身體缺水會使血液黏稠，對患有高血壓病、

高血脂症或心腦血管病的老年人來說，這會使輸向大腦的血液受阻，增加腦中風的發生概率。因而，高血壓、高血脂症患者在夏天要多喝水，及時補水，這樣才能防止血液黏稠出現血栓，引發腦中風、心絞痛等病症。

3. 預防腦中風

預防腦中風首先要重視高血壓、高血脂等症易引發腦中風的情況，合理安排夏日生活，注意勞逸結合，多吃能軟化血管和降血脂的食物，並在醫生指導下使用降壓降脂藥。

4. 避免過度貪涼

夏季老年人應避免過度貪涼，老年人的血管大多硬化，忽冷忽熱的氣溫易使其發生意外。因此，使用空調時室內外溫差以不超過8℃為宜。

專 家 提 示

高血壓、高血脂症患者一旦出現頭昏、頭痛、半身麻木、頻頻打哈欠等症狀，應及時到醫院就診。

妳知道嗎？

夏季降壓要常喝三七粉茶

三七有抗血小板聚集及溶解血栓的作用，同時可降低血壓，減慢心率，對藥物誘發的心律失常有保護作用。

高血壓、高血脂

夏季天氣熱、出汗多，容易導致血液黏稠。大家可以把三七泡在水裏當茶喝，不僅能夠補水，還能起到一定的活血功效。因此，三七粉茶對於患有高血脂症、冠心病、腦血管病且體虛乏力者較為適宜；但三七性溫，久服可能出現口乾舌燥、咽痛等症狀，故經常口乾、大便乾燥的老年人不宜服用。

冬季降壓降脂自我護理要訣

冬季是高血壓病、高血脂症的多發期，因此，高血壓、高血脂症患者在冬季要注意做好自我保健，預防腦中風發生。具體措施如下：

1. 注意頭部保暖

頭是中樞神經系統所在地，為諸陽之位。當環境溫度下降到零時，人體的熱量會從頭部散發。如果環境溫度進一步下降至零下時，那麼人體會有熱量從頭部「跑掉」。

因而高血壓、高血脂症患者在冬天時最好戴一頂帽子，特別是從空調環境裏外出時，戴一頂帽子不失為抗寒保暖的良策。

2. 注意頸背部保暖

人體頸背部有許多穴位與體內五臟六腑相通連。當背部著涼時，風寒易從背入侵，損傷陽氣令人患病，或導致舊病復發、加重。因此高血壓、高血脂症患者的頸背部保暖尤為重要。

　　白天出門時，高血壓、高血脂症患者一定要扣上上衣風扣，繫上領帶，再圍上圍巾。晚上睡覺時，頸部戴上領套，或者圍條浴巾，這是保暖防病的最好方法。但應注意避免壓迫頸動脈。

3. 注意足部保暖

　　足部保暖的最好方法是穿一雙棉鞋，特別是高血壓、高血脂症患者，一定要穿輕、軟、合腳的棉鞋。除了穿棉鞋外，晚上臨睡前熱水泡腳，可以起到保暖、活血、助眠、健身、防病的作用。

4. 防止腦中風

　　高血壓、高血脂症患者要想防止腦中風，就要在飲食上特別注意，要忌辛辣、刺激食物；平時多吃綠色蔬菜、新鮮水果和黑木耳，這些食物富含維生素、胡蘿蔔素及膳食纖維等，有利於改善心肌功能，軟化血管，促進膽固醇的排出，可防止高血壓病的發展和高血壓病的併發症。

　　總之，高血壓、高血脂症患者的血壓、血脂總是會隨著氣候的急劇變化而變化，因而每到冬天，高血壓、高血脂症患者一定要注意自我呵護。

專 家 提 示

　　當高血壓患者血壓急劇升高，同時出現顏面潮紅、頭痛、嘔吐、頸部有強直感，肢體活動困難等症狀時，應考慮發生高血壓危象的可能，要立即平臥，頭側向一邊，保持安靜，並送醫院急診。如患者抽搐、躁動，則更應注意安全。

高血壓、高血脂

高血壓、高血脂症患者要注意勞逸結合

對於高血壓、高血脂症患者來說，要想防治高血壓病、高血脂症帶來的危害，最主要的環節還在於早期預防。預防是最有效的方法，否則等出現併發症就為時已晚。

由於大腦皮質過度緊張是發生高血壓病、高血脂症的重要因素，因此在生活上，高血壓、高血脂症患者要結合病情適當安排休息和活動，每天要保持8小時的睡眠與適當的午休，並輕鬆愉快地與家人在林蔭道、小河邊、公園散步，這對絕大多數患者都是適宜的。但要注意的是，在出門前，一定要做好保暖工作。

當然適當地做廣播體操，打太極拳，對保持體力、促進病情恢復也十分有好處。輕、中度高血壓、高血脂症患者騎自行車、游泳也未嘗不可。

另外，患者還要注意保持大小便通暢，養成定時排便的習慣，老年人及高血壓、高血脂症患者，最好在醫生指導下安排活動，切不可逞強鬥勝。

吃走高血壓、高血脂

古語有訓「藥食同源」，人們也有「民以食為天」的說法，可見正確合理的飲食，不僅可以提供維持人體生命的必需物質，而且對疾病的康復也有極大的促進作用。所以高血壓、高血脂症患者可以用科學的飲食方法和正確的生活方式配合治療。

高血壓、高血脂

健康測試

你的飲食習慣恰當嗎？

民以食為天，但在生活中，許多人不注意飲食，結果得了高血壓病、高血脂症。請問你注意自己的飲食嗎？下面幾個問題，可以測出你是否飲食不當：

⑴ 你愛吃甜嗎？你經常吃糖嗎？

⑵ 你經常不吃早餐嗎？

⑶ 你晚上是否有時經常大吃大喝，有時懶得吃飯？

⑷ 你喜歡吃大魚大肉嗎？

測試答案：

如果以上問題，你全部回答「是」，就有得高血壓病、高血脂症的危險了；如果回答兩個「是」，也說明你飲食不當。要重視這個問題，養成良好的飲食習慣。

▪ 高血壓、高血脂症患者的飲食選擇要點 ▪

很多高血壓、高血脂症患者都必須透過藥物來治療，但除了藥物控制外，患者也可由飲食調理來改善自己的病情。

一般來說，高血壓、高血脂症患者應採用低脂、低膽固醇、低鈉、高維生素、適量蛋白質和熱能的飲食原則。因而在飲食上，高血壓、高血脂症患者要注意以下的飲食要點：

1. 控制熱量攝入

高血壓、高血脂症患者應控制熱量攝入，避免肥胖，保持理想體重，理想體重（千克）＝身高（公分）－105。為做到這一點，應少攝入脂肪和糖。

2. 限制脂類食物的攝入

如長期食用高膽固醇食物，如動物內臟、腦髓、蛋黃、肥肉、貝類、烏賊魚、動物脂肪等，可導致高脂蛋白血症，促使脂質沉積，加重高血壓病，所以高血壓、高血脂症患者應減少脂肪，限制膽固醇和動物脂肪的攝入。

每天脂肪的攝入量不能超過50克，瘦肉在100～150克，喝脫脂牛奶。

3. 抑制食鹽的攝取

高血壓、高血脂症患者要避免吃鹽分高或太鹹的食

物,尤其是鹹魚、鹹蛋、鹹菜、皮蛋、火腿、臘腸、臘鴨等含鹽量高的食品。一般來說,每日食鹽攝入量最好少於6克。

4. 多喝水

由於血液濃縮,血液黏度增高,流速減慢,促使血小板在局部沉積,易形成血栓。而多喝水有利於沖淡血液,緩解血液黏稠的程度,保持體內血液循環順暢。因此,高血壓、高血脂症患者要適量多喝水。

5. 要多吃有助於降血脂的食物

適量選用有助於降血脂的食物,如富含纖維的蔬菜水果類、富含植物固醇的豆製品、富含粗纖維的菌藻類食物等。要知道,蔬菜與水果含有豐富的維生素C及粗纖維。維生素C具有降血脂的作用,粗纖維在腸道可以阻止膽固醇的吸收,有利於降低血液黏稠度。山楂、蘋果、梨、奇異果、柑橘等均有一定的降脂作用,所以高血壓、高血脂症患者要多吃蔬菜與水果。

總之,高血壓、高血脂症患者一定要在飲食上注意,同時要減少飲用酒、咖啡及濃茶,適量運動,保持標準體重,這樣才有利於高血壓病、高血脂症的治療。

專 家 提 示

高血壓、高血脂症患者宜少量多餐,每天以4～5餐為宜,避免過飽。每天至少500克新鮮蔬菜,2個水果,這樣可減少體脂,保證體重。

一個平衡，五個原則

現代人們生活水準提高了，當你大飽口福時，是否忽視了飲食的營養問題？而飲食不當則會導致高血壓病、高血脂症。可見，要想有一個健康的身體，必須注意飲食問題。

對於高血壓、高血脂症患者來說，注意飲食問題，應該講究一個平衡和五個原則。

什麼是一個平衡呢？即所謂平衡飲食，就是指自飲食中獲得的各種營養素，應該種類齊全，比例適當。如果在兩星期內所吃的食物沒有超過20個品種，那就說明你的飲食結構有問題。

至於五個原則，則包括低熱量、低膽固醇、低脂肪、低糖、高纖維飲食。具體內容如下：

1. 低熱量

有部分高血脂症患者體形肥胖，所以，減少總熱量是減肥降脂的一個主要方法，通常以每週降低體重0.5～1千克為宜。

2. 低膽固醇

長期大量進食高膽固醇的物質，如蛋黃、動物內臟、魚子、腦等，會導致高血脂。因而高血壓病、高血脂症要控制高膽固醇的攝取，多吃豆製品、香菇、黑木耳等使血中總膽固醇降低的食物。

3. 低脂肪

要多吃低脂肪的食物，如洋蔥、大蒜等。每天食入一枚中等大小的洋蔥，能使血中有害膽固醇轉化成有益心臟的膽固醇。大蒜也可使血中總膽固醇降低。

4. 低　糖

要少吃含葡萄糖、果糖及蔗糖的食物，包括點心、糖果和飲料的攝入，因為這些食物可導致高血脂。如攝入過多含糖量大的食物，體內的糖就會轉化成脂肪，並在體內蓄積，仍然會增加體重、血糖、血脂及血液黏滯度，對腦血栓的恢復極為不利。

5. 高纖維飲食

多進食含食物纖維高的食物，如澱粉、糙米、標準粉、玉米、小米等，這些食物均可促進腸蠕動，對防治高血壓病有利。此外，它還可以阻止膽固醇的吸收，降低血清膽固醇的含量。

燕麥是首選食物，每日服用60～70克，總膽固醇至少可降低5%左右，使患心臟病的概率下降10%。

專　家　提　示

高血壓、高血脂症患者應當吃得明白，吃得健康。儘早改善飲食結構，是治療高血脂症的首要步驟，也是用藥物調脂治療必不可少的前提。

高血壓、高血脂症患者應補充礦物質

礦物質又稱無機鹽，可維持身體組織器官與臟器的代謝，確保身體健康，是人體不可缺少的營養素。

假如身體缺鐵，身體活動會受到威脅。如缺乏鉀和鈉，會患上高血壓病和動脈硬化症，缺鈣也會引起高血壓。有研究發現，40%的血壓升高與甲狀旁腺有關。這是由於甲狀旁腺可產生一種耐高熱的多肽物質，它是引起高血壓的罪魁禍首，人們將其稱為致高血壓因子。

致高血壓因子的產生受低鈣飲食刺激，而高鈣飲食可抑制其產生。

可見在生活中，我們一定要注意礦物質的攝取。特別是高血壓、高血脂症患者，更要注意礦物質的攝取。

在我們的飲食中，以下食物含有豐富的礦物質，能夠加強脂肪和能量代謝，降脂降壓。

1. 含鐵的食物

含鐵豐富的食物為髮菜、黑木耳、菠菜、蕨菜、香菜、豆腐皮、藕粉，含鐵量較高的其他食物還有地衣、口蘑、油菜、竹筍、烏梅、番茄、海藻、黃花菜等。

2. 含鈣的食物

高鈣飲食有助降壓穩壓，而堅果、麵包、乳類、豆類、海帶、蝦皮、橄欖、花菜、莧菜、薺菜等是含鈣豐富的食物，高血壓、高血脂症患者一定要注意適量攝取。

高血壓、高血脂

3. 含鈉的食物

食鹽、鹹蛋、掛麵、豆腐乳、豆豉、菠菜、莧菜、空心菜、香菜、水果等均含有豐富的鈉。

4. 含鉀的食物

蔬菜以及各種水果均含有豐富的鉀，如韭菜、莧菜、芹菜、油菜、花菜、薺菜、香椿頭、香菜、菠菜、黃花菜、榨菜等。

5. 含鋅的食物

含鋅的食物很多，比如生蠔、小麥胚粉、蕨菜、火雞腿、口蘑、花生油、墨魚、香菇、野兔肉、醋等，這些都是含鋅量很高的食物。此外，穀類、豆類、麩皮、肝、淡水魚、豬肉、花生、芝麻、核桃等含鋅量也比較高。

6. 含銅的食物

生蠔、南瓜果脯、松蘑、松茸、鵝肝、口蘑、蕨菜（醃）、豆奶、羊肝、豬肉、河蝦、淡水魚、蛤蜊、墨魚、堅果、豆類、穀類、水果、茶等食物含銅量較豐富。

7. 含鎂的食物

海參、鮑魚、牡蠣、蟹、蝦米（海米）、榛子、西瓜子、山核桃、香菜、黑豆、白菜、芸豆、龍鬚菜（醃製）等食物中，含鎂都比較豐富。此外，穀類、堅果類、乳類、魚類、肉類、海產品（海帶和紫菜）、芝麻、玉米、小麥、黑棗等含鎂量也較高。

專 家 提 示

　　粗糧中含大量礦物質，能夠加強脂肪和能量代謝，降低血脂，減少血液內膽固醇含量。因而，也許你不喜歡，也一定要多吃粗糧。

高血壓、高血脂症患者
必知的食油學問

　　油脂對高血壓、高血脂症患者來說，一定要控制總量。這是因為油和高血壓有確定性的關係，大量吃油對控制血壓很不利。究其原因，有兩方面：

1. 引發其他疾病

　　高血壓病經常會伴隨很多其他疾病，如高血脂症、糖尿病等，如果過量吃油，就會增加相關疾病的發病率，這些油反過來又會進一步加重血壓增高。

2. 肥　胖

　　過量吃油會造成能量攝入比實際需要高，就可能導致肥胖。肥胖會引發和加重高血壓，因此要限制油的攝入。

　　既然過量食油會有害健康，那麼怎樣吃油更合適？一天吃多少油合適呢？事實上，如果在沒有高血脂症的情況下，人一天吃油的總量應為30克。簡單點說，我們常用來喝湯的白瓷勺，一勺是10克，我們每天吃的油不能超過 3 勺。

高血壓、高血脂

專 家 提 示

　　花生含有大量脂肪，高血脂症患者食用花生後，會使血液中的脂質水準升高，而血脂升高往往又是動脈硬化、高血壓病、冠心病等疾病的重要致病原因之一。因而，對高血壓、高血脂症患者來說，花生一定要少吃為宜。

妳知道嗎？

芳香食用油

　　油是我們生活中不可或缺的調味品，人們日常食用的油脂有動物油和植物油兩大類。

　　與植物油相比，多數動物油中飽和脂肪酸的含量較高，而植物油中則是不飽和脂肪酸的含量居多，所以高血壓、高血脂症患者宜食用植物油。

　　一般來說，植物油可分為三類。具體如下：

1・飽和油脂

　　椰子油和棕櫚油都屬於飽和油脂，這些油中飽和脂肪酸的含量高，經常食用可以使血清膽固醇水準增高。飲食中應減少這類油脂。

2・單不飽和油脂

　　它主要包括花生油、菜子油和橄欖油，這些油中單不

飽和脂肪酸含量較高，它們不改變血清膽固醇水準，因而比較適於高血壓、高血脂症患者適用。

3·多不飽和油脂

大豆油、玉米油、芝麻油、棉子油、紅花油和葵花子油都屬於不飽和油脂，這些油中多不飽和脂肪酸含量較高，它們具有降低血清膽固醇水準的功能。多不飽和脂肪酸主要有ω－6脂肪酸和ω－3脂肪酸兩種類型。其中，ω－3脂肪酸主要存在於一些海魚中，故而海魚和魚油適合於高血脂症患者食用。

總之，高血壓、高血脂症患者應選用富含多不飽和脂肪酸的植物油。但由於其油脂所含的熱能高，因此不能過多食用，否則會引起體重的增加。

▶瓜果、蔬菜——血管的「清道夫」◀

高血壓、高血脂症患者最好多吃一些水果和蔬菜。大量進食水果和蔬菜的人具有最活躍的纖溶活性，反之很少進食水果與蔬菜者，其纖溶功能較差，引發血栓概率極大。這是由於水果和蔬菜食物多為鹼性，能中和蛋白質、脂肪消化分解的酸性物質，調整人體酸鹼平衡。

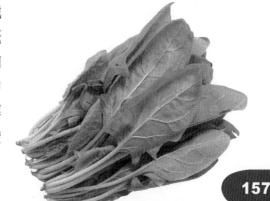

高血壓、高血脂

現在，我們的飲食中，有各種各樣的水果和蔬菜。但不同的水果和蔬菜，又有不同的功能。

1. 菠　菜

高血壓患者有便秘、頭痛、目眩、面赤者，可用新鮮菠菜置沸水中燙約3分鐘，以麻油伴食，1日2次，日食250～300克，每10日為一療程。可以連續食用。

2. 馬蘭頭

具清涼、去火、止血、消炎的作用，適用於高血壓、眼底出血、眼球脹痛的治療。

具體方法：用馬蘭頭30克，生地15克，水煎服，每日2次，10日為一療程，如無不適等副作用，可持續服用一個時期，以觀後效。

3. 生　薑

生薑能降低血液黏稠度，減少血小板凝集，預防心臟血管梗塞和腦梗塞，有「血液清道夫」之稱。

4. 大　蒜

古埃及人十分推崇食用大蒜，這是由於它可預防動物血栓病的發生。美國紐約州立大學的科學家從大蒜中分離出一種稱為蒜辣素的成分，具有與阿司匹林同樣的作用。

5. 洋　蔥

洋蔥中含有前列腺素A，可擴張血管，降低血液黏稠度，增加血流量，預防血栓形成。此外，洋蔥中還含有一

種成分叫槲皮酮，可抑制血小板凝集，促進纖溶系統功能，從而預防血栓形成。

6. 黑木耳

黑木耳中含有腎上腺素等多種抗血栓物質，可以抑制血小板的凝集，從而預防血栓形成。

7. 辣　椒

辣椒促進纖溶系統抗血栓的功能是短暫的，但經常食用對促進微血栓的清除有很大的幫助。

8. 刺　菜

刺菜係野生菜，有較顯著和持久的降血壓作用。高血壓患者可每日取刺菜10克，水煎代茶引用，10日為一療程。

9. 胡蘿蔔

胡蘿蔔中含有槲皮素、山柰酚等，它能增加冠狀動脈血流量，降低血脂，促進腎上腺素的合成，所以胡蘿蔔又具有降血壓、強心等功能。

10. 蘆　筍

鮮蘆筍營養豐富，向來有「長壽草」之譽。其中，每100克鮮蘆筍含胡蘿蔔素200毫克、維生素C21毫克，還有多種B群維生素。研究發現，蘆筍對高血脂、高血壓、動脈硬化以及癌症都具有良好的預防效果。

11. 其　他

韭菜、紫蘇、香瓜、木瓜、草莓、檸檬、葡萄等中含大量抗凝物質，使血小板凝集率下降半數以上。

專　家　提　示

高血壓是造成心腦血管病猝發而來不及搶救的禍根。多吃水果與蔬菜可降低血壓，防止意外病變。

━━━━•　燕麥、黃豆的降脂生活　•━━━━

眾所周知，控制食物中膽固醇的含量，可起到良好的降血脂作用。在我們的飲食中，有許多食品可以降脂，如燕麥與黃豆。

1. 燕　麥

燕麥為國際公認的降脂食品，它含豐富的亞油酸和豐富的皂甙素，可降低血清膽固醇、甘油三酯。此外，它所含的水溶性纖維，可以阻止腸道吸收過多的膽固醇，改變血液中脂肪酸的濃度，降低壞膽固醇和甘油三酯。

高血脂症患者如果每天攝取水溶性纖維5～10克，就可以令壞膽固醇的吸收率大大減低。

2. 黃 豆

除了燕麥，黃豆也可以降脂。這是由於黃豆的飽和脂肪量低，不含膽固醇，可降低血液中的總膽固醇、壞膽固醇、甘油三酯。同時，黃豆的有效成分，能阻止引起動脈硬化的過氧化脂質產生，抵制脂肪的吸收，促進脂肪的分解，因此具有很好的降脂功能。但需要注意的是，單純食用黃豆，很容易造成體內的碘流失，因而如果想用黃豆降脂，最好與海帶一起食用。

由上可見，燕麥、黃豆都具有良好的降脂功能，因而對於高血脂症患者來說，早晨一杯豆漿或燕麥粥是不錯的選擇。

 專 家 提 示

早晨是一天中腸胃吸收功能最好的時候。因此，早餐選擇清淡健康、美味便捷的綠色雜糧漿食，這是降脂的最佳選擇。

● 高血脂症患者宜吃的蔬菜 ●

蔬菜不僅可以為人體提供必須的營養素，而且還可以清理人體內的垃圾，降低人的血脂。因而，高血脂症患者要多吃以下幾種蔬菜：

高血壓、高血脂

1. 黃豆芽

黃豆生成豆芽後，有礙於消化吸收的植物凝血素消失，不利於維生素A吸收的抑制氧化酶被去除，可妨礙人體對微量元素吸收的植酸被降解，這一切對患者有效利用黃豆營養和改善症狀更為有利。

2. 茄　子

茄子含維生素B群、維生素C、胡蘿蔔素等，紫色茄子還含維生素P，具有預防黃疸、肝腫大、痛風、動脈硬化等病症的作用。因而，常食茄子可防止血液中膽固醇水準增高。

3. 韭　菜

韭菜含有揮發性精油及含硫化合物的混合物以及豐富的纖維素，現代醫學已經證明這些物質對高血脂及冠心病患者十分有益。

4. 芹　菜

芹菜含有元荽甙、揮發油、甘露醇、環已六醇等，具有健胃、利尿、降壓、鎮靜等作用。國內以旱芹製成的酊劑，對早期高血壓病有明顯療效。

以上幾種蔬菜都具有降脂的功能，為了自己的身體健康，患者最好每天都適量地攝取一些。

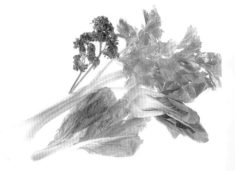

降血脂的6道保健湯

注意科學飲食，少食高脂肪和高糖食物，是降血脂的有效措施。如果你想降血脂，可由堅持食用以下的保健湯食，達到降低血脂、防止病情進一步發展的目的。

1. 山楂鯉魚湯

【製法、服法】取500克左右的鯉魚一條，山楂片25克，麵粉150克，雞蛋一個。先將鯉魚洗淨切塊，加入黃酒、精鹽浸泡15分鐘。將麵粉加入清水和白糖適量，打入雞蛋攪成糊，將魚塊入糊中浸透，取出後粘上乾麵粉，入爆過薑片的油中炸3分鐘撈起，再將山楂加入少量水，上火煮透，加入生麵粉少量，製成芡汁水，倒入炸好的魚塊煮15分鐘，加入蔥段、味精即成。

2. 山楂首烏湯

【製法、服法】取山楂、何首烏各15克，白糖60克。先將山楂、何首烏洗淨，切碎，一同入鍋，加水適量，浸泡2小時，再熬煮約1小時，去渣取湯，日服一劑，分兩次溫服。

3. 山楂銀花湯

【製法、服法】取山楂30克，金銀花6克，白糖20克。先將山楂、金銀花放在勺內，用文火炒熱，加入白糖，改用小火炒成糖餞，用開水沖泡，日服一劑。

4. 海帶木耳肉湯

【製法、服法】海帶、黑木耳各15克，切絲，瘦豬肉60克，切成絲或薄片，用澱粉拌好，與海帶絲、木耳絲同入鍋，煮沸，加入味精和澱粉，攪勻即成。

5. 百合蘆筍湯

【製法、服法】取百合50克，罐頭蘆筍250克。先將百合發好洗淨，鍋中加入素湯，將發好的百合放入湯鍋內，加熱燒幾分鐘，加黃酒、精鹽、味精調味，倒入盛有蘆筍的碗中即成。

6. 紫菜黃瓜湯

【製法、服法】取紫菜適量，黃瓜100克。紫菜水發後放精鹽、醬油、生薑末、黃瓜片，燒沸，最後加入味精和香油即可食用。

專 家 提 示

引起血脂水準升高的原因除了家族性遺傳外，90%以上的高血脂症患者患病都與飲食過量，尤其與攝入過多的脂肪有關。所以在生活中，一定要注意少喝含脂肪的湯。

降血脂的4種食療藥粥

中醫學認為，高血脂症外因為久食膏粱厚味和肥甘之品，內因為老年衰弱或先天不足造成腎的陰陽失調。其病機是肝腎虧損，痰瘀內阻，因而要想有效地降脂，一定注意飲食的調理。現在為大家介紹幾種具有降脂功能的藥粥，高血脂症患者可以適量地吃一些：

1. 菊花決明子粥

【製法、服法】菊花10克，決明子10～15克，粳米50克，冰糖適量。先把決明子放入沙鍋內炒至微有香氣，取出，待冷後與菊花煎汁，去渣取汁，放入粳米煮粥，粥將熟時，加入冰糖，再煮1～2分鐘至沸即可食。每日1次，5～7日為一療程。

【功能】可降壓通便。適用於高血壓病、高血脂症以及習慣性便秘等。

【注意事項】大便泄瀉者忌服。

2. 山楂粥

【製法、服法】山楂30～45克（或鮮山楂60克），粳米100克，砂糖適量。將山楂煎取濃汁，去渣，同洗淨的粳米同煮，粥將熟時放入砂糖，稍煮1～2分鐘至沸即可。可作點心熱服；10日為一療程。

【功能】可健脾胃，助消化，降血脂。適用於高血脂症、高血壓病的治療。

【注意事項】不宜空腹及冷食。

高血壓、高血脂

3. 澤瀉粥

【製法、服法】取澤瀉15～30克，粳米50～100克，砂糖適量。先將澤瀉洗淨，煎汁去渣，入淘淨的粳米共煮成稀粥，加入砂糖，稍煮即成。每日1～2次，溫熱服。

【功能】可降血脂，瀉腎火，消水腫。適用於高血脂症、小便不利、水腫等。

【注意事項】宜久服方能見功效。陰虛患者不宜用。

4. 三七首烏粥

【製法、服法】先將三七、首烏洗淨放入沙鍋內煎取濃汁，去渣，取藥汁與粳米、大棗、冰糖同煮為粥。早晚餐服食。

【功能】可益腎養肝，補血活血，降血脂，抗衰老。適用於老年性高血脂、血管硬化、大便乾燥，及頭髮早白、神經衰弱。

【注意事項】大便溏薄者忌服。服首烏粥期間，忌吃蔥、蒜。

專 家 提 示

以上各粥雖有較好的降脂功能，但一定要在醫生或營養師的指導下服用，因為並不是所有的患者都適用藥粥。

─► 高血壓、高血脂症患者的健康生活 ◄─

追求健康的生活是每個人的願望，高血壓、高血脂症患者同樣希望有健康快樂的生活，而要達到這個目標，高血壓、高血脂症患者可以從以下幾個方面入手。

1. 少量多餐

高血壓患者多數肥胖。最好吃低熱能食物，總熱量宜控制在每天8.36兆焦左右，每天主食150～250克，動物性蛋白和植物性蛋白各占50%。沒有腎病或痛風病的高血壓患者，可多吃大豆、花生、黑木耳或白木耳及水果。用餐時注意控制量，可多餐少食。

應該吃得清淡，過量油膩食物會誘發腦中風。食用油要用含維生素E和亞油酸的素油；多吃高纖維素食物，如筍、青菜、大白菜、冬瓜、番茄、茄子、豆芽、海蜇、海帶、洋蔥等，吃少量魚、蝦、禽肉、脫脂奶粉、蛋清等對身體也有益。

2. 低　鹽

每人每天吃鹽量應嚴格控制在2～5克，即約一小匙。食鹽量還應減去烹調用醬油中所含的鈉，一般來說3毫升醬油相當於1克鹽。

鹹（醬）菜、腐乳、鹹肉（蛋）、醃製品、蛤貝類、蝦米、皮蛋，以及茼蒿菜、草頭、空心菜等蔬菜含鈉都比較高，應儘量少吃或不吃。

3. 高　鉀

富含鉀的食物進入人體，可以對抗鈉所引起的血壓升高和血管損傷。富含鉀的食物有豆類、冬菇、黑棗、杏仁、核桃、花生、馬鈴薯、竹筍、瘦肉、魚、禽肉類，還有根莖類蔬菜如莧菜、油菜及大蔥等，水果如香蕉、棗、桃、橘子等也含鉀。

流行病學調查發現，每星期吃一次魚者比不吃魚者心臟病的病死率明顯低。因為魚也含鉀，所以可多吃魚。

4. 果　蔬

人體需要B群維生素、維生素C，這些營養素需每天補充，可以通過多吃新鮮蔬菜及水果來滿足。可以每天吃1～2個蘋果，這樣有益於健康，因為水果可補充鈣、鉀、鐵、鎂等。

5. 補　鈣

有醫生讓高血壓患者每天服1克鈣，2個月後發現血壓下降。因此應多吃些富含鈣的食品，如黃豆、葵花子、核桃、牛奶、花生、魚蝦、紅棗、鮮雪裏紅、蒜苗、紫菜等。

6. 補　鐵

研究發現，老年高血壓患者血漿鐵低於正常，因此多吃豌豆、木耳等富含鐵的食物，不但可以降血壓，還可預防老年人貧血。

7. 多喝茶

　　天然礦泉水中含鋰、鍶、鋅、硒、碘等人體必需的微量元素，煮沸後的水因產生沉澱，對人體有益的鈣、鎂、鐵、鋅等會明顯減少，因此符合標準的飲用水宜生喝。茶葉內含茶多酚，且綠茶中的含量比紅茶高，它可防止維生素C氧化，有助於維生素C在體內的利用，並可排除有害的鉻離子，此外還含鉀、鈣、鎂、鋅、氟等微量元素。

　　上面所說的這些飲食原則，高血壓患者若能落到實處，持之以恆，健康快樂的生活會就伴隨一生。

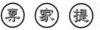

　　健康生活習慣的養成重要的是要持之以恆，好的習慣養成不是一天兩天的事情。

妳知道嗎？

消瘦的高血壓患者吃什麼？

　　消瘦的高血壓患者要吃魚、瘦肉、豆及豆製食品，以增加體內的蛋白質。豆製品中含有穀固醇，可以抑制小腸吸收膽固醇，維生素C也可降低血漿中的膽固醇。故高血壓患者要多吃新鮮蔬菜和富含維生素C的水果(酸味水果)。同時高血壓患者要控制食鹽量，因為鈉鹽可引起人體小動脈痙攣，使血壓升高。且鈉鹽還會吸收水分，使

體內積聚過多的水分，增加心臟負擔，所以要少吃鹹(醃)菜、鹹蛋等食品。

▬▶ 不同類型高血脂症患者的飲食原則 ◀▬

　　高血脂症往往是高血壓病的必然伴侶。高血脂症有多種類型，有的是混合型，有的是以高膽固醇血症為主，有的以高甘油三酯血症為主，有的則以低密度脂蛋白的升高為特徵。高血脂症的飲食原則總的來說是一致的，但在對具體食物的選擇過程中，各種類型的高血脂症應有所不同。

　　(1) 總能量不宜過高，以維持理想體重為原則。

　　(2) 避免高脂肪、高膽固醇的食物，如肥肉、豬牛油、黃油、氫化植物油、肥禽、動物內臟、蟹黃、蛋黃。高甘油三酯血症患者每日攝入蛋黃不可超過1個；高膽固醇血症患者每週攝入蛋黃不可超過3個，以減少膽固醇的攝入量。

　　(3) 飲食清淡，避免重油、油炸、煎烤和過鹹的食物。烹調用油應限量，並應選用部分茶油、改良菜子油等高油酸的油作為烹調油。

　　(4) 適量控制主食及甜食、水果，特別是高甘油三酯血症患者。

　　(5) 多吃新鮮蔬菜、豆製品和全穀類。多吃洋蔥、大蒜、苦瓜、山楂、木耳、香菇、海帶、大豆及甘藍等具有

調脂作用的食物。

⑹ 主食以取得較多的維生素、膳食纖維和有益於健康的植物類食物為主。

専 家 提 示

高血脂症患者對於蛋黃、脂肪高的肉類、花生、堅果、重油糕點、各種油脂、全脂奶、高脂肪食物、加工肉類、鹽醃食物、煙燻食物、蟹黃、魚子、動物內臟等食物一定要特別注意。

━▪ 高血壓合併糖尿病患者的飲食原則 ▪━

高血壓和糖尿病經常「狼狽為奸」，不但使心腦血管的損害「雪上加霜」，而且特別容易傷害腎、眼等器官。這類患者除了堅持合理的藥物治療外，對飲食和運動等生活方式進行調整也非常重要。所以，高血壓合併糖尿病患者在飲食方面應該遵循以下幾個原則：

⑴ 熱量攝入與消耗平衡

制訂每天應攝取的總熱量，科學計算，使攝入和消耗的熱量達到平衡。

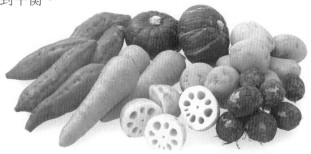

(2) 少食糖果

這類患者應忌食蔗糖、葡萄糖、蜜糖及其製品，少食澱粉含量過高的蔬菜如馬鈴薯、白薯和山藥等。

(3) 少吃高膽固醇食物

少吃蛋黃、動物的皮和肝臟等高膽固醇食物。

(4) 選擇優質蛋白

首先應限制蛋白質攝入量，血尿素氮升高者更需注意；其次，蛋白的來源應以牛奶、瘦肉、雞蛋、海產品等優質的動物蛋白為主。

(5) 多食富含纖維食物

多吃纖維多的食物，如海帶、紫菜等。食物纖維不被小腸消化吸收，但能帶來飽食感，有助於減食，並能延緩糖和脂肪的吸收。可溶性食物纖維（穀物、麥片、豆類中含量較多）能吸附腸道內的膽固醇，有助於降低血糖和膽固醇水準。

(6) 選擇低糖水果

如果血糖控制不好，可能造成水溶性維生素及礦物質的過量丟失，因此需要補充新鮮的含糖量低的水果、蔬菜，如草莓、番茄、黃瓜等。食用時間通常可在兩餐之間或睡前1小時，也可選在饑餓時或體力活動之後。為了避免餐後血糖增高，一般不建議正餐前後吃水果。

(7) 少吃葵花子、花生

很多女性喜歡吃瓜子、花生等零食，這類食物都含有一定量的碳水化合物，且脂肪含量高。

(8) 少食多餐

每頓少吃，多吃幾頓，總量不變，這樣可保證血糖在

餐後不會升得太高。

患者還應注意晚餐時間。如果晚餐吃得太晚，飯後又缺乏適量的活動，那麼食物中的熱量來不及消耗就會轉化成脂肪儲存起來。因此最好把晚飯時間安排在晚上6：30～7：30，這樣就有時間在晚飯後進行適量的運動。

高血壓合併腎臟病患者的飲食原則

高血壓和腎臟病有密切的因果關係。腎炎、腎素和血管緊張素分泌增加，會引起高血壓；而高血壓又會導致腎臟動脈硬化，腎臟組織逐漸遭到破壞，導致腎萎縮，而影響正常代謝，最後引起尿毒症。

細菌感染導致的急性腎炎，主要症狀有血尿、蛋白尿、尿量減少、水腫、腰部以下疼痛等。若進行積極的藥物治療及充分的休息，腎功能便可以恢復。若是慢性腎炎、腎功能不全，在腎病前期接受充分的治療及良好的血壓控制，則可以延緩疾病的惡化。

在前尿毒症狀態時，因為腎臟無法濃縮尿液，導致大量的尿液排泄出去，人會有口渴、想要喝大量水的感覺，皮膚則會變乾燥。當血液中的代謝廢物（如尿素氮、肌酸酐）增加時，人會有貧血、容易疲勞、頭昏、頭痛、噁心、嘔吐、食欲差、骨質軟化、陷入昏迷等症狀，最後引

高血壓、高血脂

起尿毒症。尿毒症的治療，需要人工腎臟透析（血液或腹膜透析）和等待腎臟移植。從這個角度看，積極控制血壓，按醫囑不用損傷腎功能的降壓藥，保護腎臟功能，飲食方面也要注意。

1. 鹽

鹽分的攝取量與血壓成正比關係。應依腎病程度及水腫的現象給予不同程度鈉的限制，一般要控制在每天食鹽攝取量小於5克。腎衰竭時，要視尿量而定，少尿期又未透析治療者，鈉攝入每天應限制在500～1000毫克（1.3～2.5克鹽）。使用透析治療則可以攝入1500～2000毫克（3.5～5克鹽）。

2. 水

水的攝入需要注意身體攝入與排出的平衡。腎衰竭時，應以前一日排出尿量再加500～700毫升為每日水分攝取量。

3. 蛋白質

如果血液有含氮廢物的積留（血液中尿素氮、肌酸酐增高），則要減少蛋白質的攝取，或者可依一般蛋白質建議量，即每日每千克體重0.8～1克的攝取量。

可依腎病程度給予不同程度蛋白質量的限制，除了量的限制外，同時應注意優質蛋白質的攝入，如可多攝入一些牛奶、蛋白、肉魚類、黃豆製品等。對於透析治療的患者，蛋白質的量可以放寬至每天每千克體重1～1.4克。

4. 鉀離子

當尿量減少、血鉀過高時，飲食需減少鉀的攝取。飲食中高鉀的食物來源有蔬菜、水果、湯汁、濃茶、咖啡等。烹煮時，可以先將蔬菜燙過再烹調，這樣將可以減少大部分的鉀。

5. 磷離子

血磷過高時，需減少磷的攝取。飲食中高磷的食物來源有蛋黃、內臟、乾豆類、糙米五穀、巧克力、可可、酵母等。

專　家　提　示

在飲食需要限制蛋白質的情況下，人體需要補充低蛋白食物來滿足身體總熱量的需求，以防止因為攝取熱量不足，身體進行組織分解，而加重腎衰竭。

高血壓合併動脈硬化患者的飲食原則

高血壓容易導致動脈硬化，有時是動脈硬化之後才引起高血壓。一般動脈硬化，除了大動脈之外，也有小動脈的硬化。動脈硬化是指血管內壁有膽固醇及其他物質沉澱。身體中的膽固醇來源有內生及外來兩類，外來性的膽固醇存在於含膽固醇的動物性脂肪組織中。

高血壓、高血脂

1. 避免升膽固醇指數高的食物

膽固醇及飽和脂肪酸均會影響血中的膽固醇以及造成動脈硬化，飽和脂肪的影響甚至大於膽固醇。

據研究，將膽固醇及飽和脂肪合併計算，可計算出升膽固醇指數（CSI）。此數值越低，表示引發動脈硬化的作用越小，CSI＝（1.01×飽和脂肪的克數）＋（0.05×膽固醇的毫克數）。一般認為膽固醇含量高的蝦、蟹、牡蠣，由於其所含的飽和脂肪酸少，所以對動脈硬化的威脅，反而不及一般含脂肪高的肉類。

2. 減少反式脂肪酸的攝取

植物油為了食品加工上的處理及保存方便，會以加氣、加壓的方式讓脂肪酸變性，將順式轉為反式，讓結構變得更飽和。此加工後的油脂稱為氫化油，常見的有：瑪琪琳、奶油、奶精、美乃滋等。這些油脂常存在日常生活中，如麵包、西點餅乾等，這類脂肪酸要減少攝取。

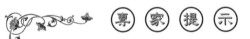

專 家 提 示

動物性脂肪一定要少吃或不吃，如果吃多了會加重血液中的膽固醇濃度，加重動脈粥樣硬化。

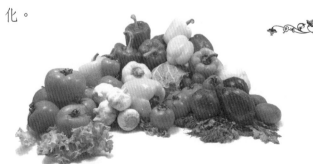

高血壓、高血脂症患者
飲食的五大禁忌

對於高血壓、高血脂症患者來說，除了服用調整血壓、血脂的藥物，也應以日常飲食為基礎，進行飲食治療。但如何進行飲食治療呢？

這就需要注意一些飲食禁忌。

1. 少吃肉

由於肉中含有大量的飽和脂肪酸，而飽和脂肪酸含量增多可明顯升高血總膽固醇水準。

如果患者每日攝入的膽固醇超過300毫克（相當於1個雞蛋的膽固醇含量），就會加重病情。一般來說，患者每天攝入肉類以不超過75克為宜。

2. 少吃動物內臟

動物內臟（肝、腎、肚、腦等）及肉皮、羊油、牛油、豬油（肥肉）、蛋類（主要是蛋黃），海產食品中墨魚、乾貝、魷魚、蟹黃等均含大量膽固醇，高血壓、高血脂症患者應加以限制。

3. 戒　酒

飲酒對甘油三酯升高者不利，酒精除供給較高的熱量外，還使甘油三酯在體內合成增加。因此，高血壓、高血脂症患者必須戒酒。

4. 不宜服用天然甘草

高血壓、高血脂症患者不宜服用天然甘草或含甘草的藥物，如甘鏈片。因甘草酸可引起低鉀血症和鈉瀦留。

5. 不宜食過鹹食物及醃製品等

所有過鹹食物及醃製品、蛤貝類、蝦米、皮蛋、含鈉高的綠葉蔬菜等，菸、濃茶、咖啡以及辛辣的刺激性食品均要禁忌。

此外，在治療高血壓病時，由於常用單胺氧化酶抑制劑，如帕吉林等治療，用藥期間患者不宜食用含酪胺高的食物，如扁豆、蘑菇、醃肉、醃魚、乾酪、酸牛奶、香蕉、葡萄乾、啤酒、紅葡萄酒等食物。所以這些食物，對於高血壓、高血脂症患者來說，也是禁忌食品。

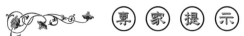

專 家 提 示

豬肝含有的膽固醇較高。如果一次食得過多，攝入的膽固醇就多，會導致動脈硬化和加重心血管疾病，因此高血壓和冠心病患者應少食豬肝。

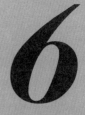

高血壓、高血脂症患者運動面面談

　　生活並不是靜止的，它需要運動、延伸。健康也是如此，它可以在運動中得以延續。高血壓、高血脂與血液運行密切相關，有沒有一些運動，能讓高血壓、高血脂症患者的血液暢快地流動，卻不會像其他運動那樣給身體帶來更大的壓力呢？很簡單，看看以下的介紹，你就明白了。

高血壓、高血脂

你瞭解高血壓、高血脂症患者的運動常識嗎？

生命在於運動，但對於高血壓、高血脂症患者來說，運動更為重要。你知道高血壓、高血脂症患者運動的基本常識嗎？由下面這個小測試，可以測出你對這方面知識的掌握程度：

(1) 你知道高血壓、高血脂症患者的運動原則嗎？

(2) 運動前，你做過身體檢測嗎？

(3) 你知道降壓降脂的最佳時間嗎？

(4) 你知道高血壓、高血脂症患者不適於做哪些運動嗎？

測試答案：

如果以上問題，你全部回答「不」，那就說明掌握的運動常識太少了；如果有兩個問題回答「不」，那還需要多瞭解運動的常識；如果答案全部為「是」，那就說明掌握的運動常識比較豐富了。

━► 高血壓、高血脂症患者的運動原則 ◄━

每天堅持適度的體育運動並保持健康的生活方式，可幫助高血壓、高血脂症患者控制其血壓，保持穩定的血脂水準。但由於高血壓、高血脂症患者的身體狀況，他們必須要掌握以下基本運動原則：

1. 選擇適於自己的運動

對於高血壓、高血脂症患者來說，選擇適宜的運動項目是非常重要的。一般說來，高血壓、高血脂症患者可進行有氧訓練，如步行、慢跑、踏車、游泳、跳舞、太極拳、降壓體操、武術等。

放鬆訓練也是常用的一種訓練方式，高血壓、高血脂症患者可以選練易於放鬆、入靜和引氣血下行的功法，如鬆靜功、放鬆功、站樁功等進行練習，練習時要注意調身、調息、調心三者的有機結合。如第 I 期和第 II 期高血壓患者可以選用散步、快速步行、慢跑、游泳、醫療體操等，第 III 期高血壓患者則宜採用肢體放鬆練習等，運動應與藥物配合。

2. 掌握好運動強度

一般來說，高血壓、高血脂症患者的運動強度以中小為宜，運動時心率達到本人最大心率的60%～70%最佳，一般40歲以下的患者心率控制在140次／分，50歲左右控制在130次／分，60歲以上控制在120次／分；運動時間以每次30～60分鐘為宜。中老年人運動時最好定時、定量並

長期堅持。

中老年高血壓、高血脂症患者可根據具體情況確定運動強度，一般每週3～4次，或隔日進行。開始運動量要小，鍛鍊時間不宜過長，應循序漸進，並根據病情和體力逐漸增加運動量。

年輕高血壓、高血脂症患者可適當加大運動頻率，每週鍛鍊4～5次為宜。

3.運動前進行全面的體格檢查

高血壓、高血脂症患者在運動前，應進行全面的體格檢查，以排除各種可能的併發症，以此確定自己的運動量。健康者、無嚴重併發症的高血脂症患者、低高密度脂蛋白—膽固醇血症患者均可參加一般體育鍛鍊。

4.體育鍛鍊要持之以恆

運動療法必須要有足夠的運動量並持之以恆。輕微而短暫的運動對高血壓病、高血脂症、低高密度脂蛋白—膽固醇血症以及肥胖患者均無法達到治療的目的。只有達到一定運動量時，對血清脂質以及血壓才能產生有益的作用，並減輕高血壓、高血脂、肥胖患者的體重。

5.採取循序漸進的方式

高血壓、高血脂症患者進行體育鍛鍊時，應採取循序漸進的方式，不要操之過急。要知道，超出自己的適應能力，運動會加重心臟負擔。運動量的大小以不發生不適症狀（如心悸、呼吸困難或心絞痛等）為原則。

6. 確定自己的運動目標

明確自己的運動康復計畫,持續終身進行運動,才能達到提高生活品質的目的。

7. 量身定做運動處方

高血壓、高血脂症患者最好請專業人士量身定做運動處方或訓練措施。否則,就如同上醫院看病沒有開藥或取藥一樣。

總之,持之以恆、有規則的鍛鍊計畫對高血壓、高血脂症患者是非常重要的。如果你是高血壓、高血脂症患者,一定要給自己制訂一個可行的運動計畫。

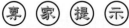

（專）（家）（提）（示）

高血壓病的運動療法是一種輔助治療方法,並不是所有的高血壓患者都適合運動。中度以上高血壓病或合併有靶器官損害,如左心室肥厚、蛋白尿、腎功能不全等併發症時,要謹慎。

你知道嗎？

高血壓病運動療法的降壓機制

高血壓病運動療法是一種不同於藥物治療的方法,它副作用小,而且見效快。其降壓機制在於:

高血壓、高血脂

1. 安定情緒

此法可使高血壓患者的情緒安定、心情舒暢，使工作和生活中出現的緊張、焦慮和激動的情緒得到緩解，從而可改善大腦皮質、中樞神經系統及血管運動中樞的功能失調，加強大腦皮質對皮質下血管運動中樞的調節功能，讓全身處於緊張狀態的小動脈得以舒張，從而促進血壓的下降。

2. 增強管壁彈性

長期堅持體育療法的高血壓患者，透過全身肌肉運動，可讓肌肉血管纖維逐漸增大增粗，使冠狀動脈的側枝血管增多，血流量增加，管腔增大，管壁彈性增強，這些都有利於血壓的下降。

3. 延緩動脈硬化的發生

體育療法可使血漿兒茶酚胺水準降低，使纖維蛋白溶解素、前列腺素E等物質的水準增高，它們進入血液後，能讓血管擴張，血液循環加快，並有利於血液中膽固醇等物質的清除，使血管保持應有的彈性，因此可有效地延緩動脈硬化的發生和發展，並防止高血壓病的加重。

運動前千萬別忘身體檢測

長期規律運動的人，其心肌較強壯，心腔較大，血容量較多，冠狀動脈的彈性較好，血管腔較大，側支循環較豐富，可以遠離高血壓病、高血脂症的困擾。但為什麼有

些人在運動鍛鍊時突然死亡呢？這是由運動和潛在的心臟病共同引起的。

一般來說，很多人在安靜時，狹窄的血管還能供給心肌足夠量的血液和氧，但是體力過勞或精神過於緊張時，心肌需要更多的血液供給氧氣，如果此時有病的冠狀動脈不配合，反而收縮變窄，心肌缺血缺氧，人馬上會感覺心前區、胃或左肩背部疼痛。此時，如果因栓塞而引起大面積心肌壞死，人就有可能發生昏迷甚至心源性猝死。可見，高血壓、高血脂症患者在運動前，必須進行體檢，這樣才能保證身體的健康。

高血壓、高血脂症患者在運動前最好要進行以下項目的檢測：

1. 心電圖檢測

心臟一般靠心電圖來檢測，可檢測出心律失常、心梗等顯性的、處在發病期的心臟疾病。

2. 運動平板試驗

此檢測是在一個類似跑步機的儀器上進行跑步運動，隨著時間增加，逐漸提高跑步的速度，使心臟負荷達到較高程度，觀察心臟是否存在隱患，一般時長約10分鐘。如果出現憋悶、難受，甚至疼痛的感覺，就需要做進一步的檢查了。

3. 動脈硬化檢測

這種檢測要用動脈硬化檢測儀檢測，透過檢測脈搏搏動波，同時測量手腕和腳踝部血壓，可在早期就診斷和篩

高血壓、高血脂

查出動脈硬化。

4. 膽固醇檢測

高血脂症與中老年人動脈硬化性心血管疾病的發生密切相關，所以，篩檢項目應包括總膽固醇、高密度脂蛋白膽固醇的檢測。如果檢查結果正常，以後每5年1次。

5. 測量血壓

運動前，高血壓患者一定要測量一下血壓，最好是同時測量手腕和腳踝部血壓，這樣就可早期診斷和篩查出動脈硬化。如果血壓高，甚至出現動脈硬化，那最好不要運動。

總之，重視體檢結論和醫生的建議，糾正不良運動方式，可及早預防疾病。

值得注意的是，肥胖、高血脂、高血壓、脂肪肝是隱匿型冠心病存在猝死的最大隱患。

妳知道嗎？

體檢前要做哪些準備？

精心準備體檢，做好體檢的每項注意事項，體檢的結果才能更準確和可靠。進行體檢的高血壓、高血脂症患者，應該要注意以下幾個事項：

1. 飲食清淡

體檢的前3天開始清淡飲食，不宜攝入過高脂肪和蛋白質，不喝酒和濃茶。體檢前一日，晚上8點後禁食，可喝少量水。空腹12小時後進行肝功能檢查，才不會影響檢查結果。

2. 運動適宜

體檢前兩天不宜劇烈運動，晚上要保證充足的睡眠。

3. 體檢時

平靜休息5分鐘以上再量血壓和做心電圖，檢測時神經要儘量放鬆。尿檢標本最好是晨尿，而且尿檢前不要大量飲水，保持尿液濃度，有利紅白細胞和蛋白等指標的檢出率。要按醫生指導做完所有體檢項目，不要隨意捨棄檢查項目。

降壓降脂運動步驟要知道

高血壓、高血脂症患者在進行運動鍛鍊時，應循序漸進，根據病情和體力逐漸增加運動量。這就需要高血壓、高血脂症患者瞭解一些運動步驟及部分簡單易做的小運動：

1. 乾洗臉

搓熱雙手，從額部經顳部沿耳前抹至下頜，反覆20～30次。然後再用雙手四指指腹，從印堂穴沿眉弓分別抹至

雙側太陽穴,反覆多次,逐漸上移至髮際。手法輕鬆柔和,印堂穴稍加壓力以局部產生溫熱感為度。本法可降低血壓,增進面部光澤。

2. 揉搓攢竹穴

用雙手拇指端分別按揉雙側攢竹穴約100次,用力要均勻。此法可減輕頭痛、頭暈等症狀。

3. 推抹頸肌

頭偏向一側,用雙手四指從耳後隆起處沿胸鎖乳突肌向下推抹至胸廓上口處,雙手交替進行,反覆多次。但不要直接按摩頸動脈及頸椎體,以免局部損傷。

4. 整理運動

跑步結束後一定要做整理(放鬆)運動,使人體各器官從運動狀態逐步恢復到相對安靜狀態。

辦法:可先慢走一段距離,再做幾個深呼吸,時間一般為3～5分鐘。

5. 做好運動後的自我監控與體能測定

這種方法既是對運動處方效果的檢驗,又可根據身體狀況適當調整運動處方。因此,高血壓、高血脂症患者運動後也要定期檢查身體。

6. 逐漸增加運動強度

每天的運動量不是恒定的,可根據本人身體狀況稍有增減。如每週練習4次,運動量採用小、中、大的順序來

調劑更好。運動量的增加一定要嚴格遵照循序漸進的原則，切不可操之過急。肥胖患者和慣於久坐的患者應在數月後逐漸增加運動強度和持續時間，高強度的體育鍛鍊會導致更大程度的體重減輕。

生活中有很多運動方式，如散步、慢跑、游泳等，其中的一些可以說老少皆宜，高血壓、高血脂症患者不妨從中選擇一項，長期堅持下去，這樣時間長了，自然就能收到良好的效果。

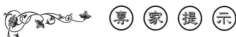

專 家 提 示

運動量太大反而會降低人的抗病能力。正常的運動應掌握每週3～5次，每次20～30分鐘，運動前一定要做充分的熱身活動。如在運動中有任何不適現象，應立即停止運動。

高血壓、高血脂症患者運動項目的選擇有規則

運動療法對於高血壓病、高血脂症有很好的輔助治療作用，但由於不同的運動方式對血壓、血脂的影響有所不同。所以高血壓、高血脂症患者，一定要選擇適合自己的運動項目。

至於選擇適合自己的運動項目，則要根據以下幾個基本原則：

高血壓、高血脂

1. 選擇適合自己的運動方式

高血壓、高血脂症患者可選擇的體育運動項目很多，如散步、慢跑、體操、乒乓球、羽毛球、門球、爬山、游泳、太極拳、氣功等，這些運動方式會對心肺系統產生一定壓力，從而改善心肺的健康狀況。

患者可根據自己的病情、年齡、體力、愛好等不同情況，選擇合適的項目鍛鍊。例如腦力勞動者因用腦頻繁，易患高血壓病、神經衰弱等疾病，可選擇那些促進腦細胞發育，提高心肺功能的項目，如爬山、打太極拳等。

2. 選擇運動強度相對較低的運動

高血壓、高血脂症患者應以體力負擔不大、動作簡單易學、不過分低頭彎腰、動作緩慢有節奏、競爭性不激烈的項目為主進行鍛鍊。如有氧運動，它是指運動強度相對較低、以有氧代謝為主要代謝形式的運動形式。常見的有氧運動包括散步、慢跑、爬坡、打太極拳、練氣功、蹬功率車、游泳等。研究顯示，一般高血壓患者適當參加此類運動，60%左右的患者血壓會下降或保持相對穩定。

3. 選擇持續時間長的運動

運動消耗的能量是由人體內儲備的糖和脂肪氧化供應的，長時間運動可更多消耗此類能量，如散步。與其他運動形式相比，散步這種中小強度的有氧運動可以消耗較多量脂肪，這種運動往往是全身性的。如果在散步後不再加餐、攝入額外的熱量，就能使體重減輕、脂肪減少。

專 家 提 示

　　高血壓、高血脂症患者在運動過程中要有意識地使全身肌肉放鬆，勿緊張用力，儘量不做憋氣動作。不要做彎腰低頭的動作，以免發生心絞痛、腦中風等意外。

妳知道嗎？

高血壓、高血脂症患者運動中要注意哪些事宜？

　　高血壓、高血脂症患者在運動時要注意以下事項：

　　(1) 勿過量或強度太大、太累，要採取循序漸進的方式來增加活動量。

　　(2) 注意周圍環境氣候：夏天避免中午豔陽高照的時間；冬天要注意保暖，防腦中風。

　　(3) 穿著舒適吸汗的衣服：選棉質衣料、運動鞋等是必要的。

　　(4) 選擇安全場所：如公園、學校等，勿在巷道、馬路邊。

　　(5) 進行運動時，切勿空腹，以免發生低血糖，應在飯後2小時再進行運動。

高血壓患者宜選擇的運動項目

一般來說，患高血壓的人適合選擇靜心的活動，如跳舞、打太極拳、垂釣、適當爬樓梯等。

1. 跳　舞

跳舞是一種集運動和娛樂於一身的活動，它不僅能增進友誼，增加交流，還能治療許多疾病，並有明顯的降低血壓及其他高血壓症狀的作用。

實踐證明，在繁忙的勞動或用完晚餐後，用適當的時間跳舞，可減少消化不良、肥胖、痔瘡、高血壓和動脈硬化等病症的發生，還可促進大腦更好的休息，有益於夜間睡眠。

同時，跳舞可使人體的神經、心血管、消化、泌尿、生殖系統都得到充分的鍛鍊。有高血壓的人跳舞以慢步和中步為好。

此外，高血壓患者進行舞蹈的時間要有所控制，宜每天1～3次，每次30～60分鐘，運動量不宜過大，應注意循序漸進，量力而行，否則反而會使血壓上升。此外，年老體弱者不宜選用動作過大和節奏過強的舞蹈。

2. 打太極拳

太極拳巧妙地融合了氣功與拳術的長處，動靜結合，在全身運動的基礎上，尤其側重腰脊及下肢的鍛鍊。如長期進行太極拳鍛鍊，不僅對骨關節、肌肉、神經、血管等運動系統有益，而且對內臟，尤其是心血管系統也有良好

的影響。因此，有高血壓的人可以經常打太極拳。

3. 垂　釣

人在垂釣時，容易集中注意力，保持平和的心境。而且水邊存在豐富的負氧離子，室外空氣清新，這些外部環境也有利於讓人心情平靜。因此，垂釣可讓人情緒穩定，有助於增強身體免疫力，對平衡血壓也有輔助作用，是適於高血壓患者的一種運動方式。

4. 甩手療法

甩手是一種十分簡易的鍛鍊方法，對於高血壓患者、體弱者特別適宜，它有利於活躍人體生理功能、行氣活血、疏通經絡，從而增強體質，提高機體抗病能力。

甩手時，要雙腿站直，全身肌肉儘量放鬆，兩肩、兩臂自然下垂，雙腳分開與肩同寬，雙肩沉鬆，掌心向內，眼平視前方。

甩手要全身放鬆，特別是肩、臂、手部，以利氣血通暢，以腰腿帶動甩手，不能只甩兩臂，動腰才能增強內臟器官。甩手要自然呼吸，逐漸改為腹式效果更好，唾液多時咽下。煩躁、生氣、饑餓或飽食時禁鍛鍊。甩手後保持站立姿勢1～2分鐘，做些輕鬆活動即可。

擺臂時，先讓全身放鬆1～2分鐘後，雙臂開始前擺（勿向上甩），以拇指不超過臍部為度（即與身體成45°），返回來，以小指外緣不超過臀部為限。如此來回擺動。

甩手要根據自己的體力，掌握次數和速度，由少到

多，循序漸進，使身體能適應，才能達到鍛鍊的目的。

5. 步行方法

對於高血壓患者來說，最好先以中等速度在比較平坦的道路上作長時間的步行，然後短時間以較快的速度走一段有小上坡的道路，如此交替進行，使身體逐漸適應這種負荷，提高耐受力。

6. 音樂療法

音樂可以調節人體的神經功能，使人心情舒暢。但是，如長時間聽節奏快、強烈刺激人體感官的音樂（如爵士音樂），可使耳內末梢神經緊張，血管微循環障礙，使人體血液循環失調引起血壓升高。因此，高血壓患者應該多聽比較柔和的音樂。

7. 冷水擦身

高血壓患者冷水鍛鍊的最好形式是冷水擦身。這是一種冷水少量多次地接觸皮膚的鍛鍊方式，刺激強度不大，高血壓患者的身體容易接受。開始冷水擦身時，水溫不宜過低，以後再根據身體耐受程度逐漸降低一些。

手法要輕，用力要均勻，先擦上半身，然後披上衣服坐下來擦下半身，切忌低頭、彎腰和起身動作過猛。

8. 健身球療法

健身球是一種簡單的運動器械。其操作方法是：將一副鐵球置於掌中，用五指撥動，使之依順時針或逆時針方向旋轉。旋轉時，由於鐵球與手掌皮膚的頻繁摩擦，也會

因靜電及熱效應的產生，起到增進血液循環、降低血壓、治療周身各部位疾病的作用。

㊣㊣㊣㊣ 專 家 提 示

　　老年高血壓患者在選擇運動項目時，最好能聽取專科醫生的建議。在運動時配合做深呼吸，排出更多的二氧化碳，這樣能使血管鬆弛，從而起到降壓的作用。

▪ 降壓降脂運動的「四佳」▪

　　每天堅持適度的體育運動，可讓高血壓、高血脂症患者控制其血壓，保持穩定的血脂水準。那什麼是適度的運動呢？

　　所謂適度的運動，就是把握好運動的時間與強度，具體如下：

1. 最佳時間

　　清晨人們容易出現脈搏加快、血壓升高、心臟供血不足等情況，而在這段時間劇烈運動，會給心臟增加額外的負擔，從而造成血管內部的血液凝固，形成血栓，誘發疾病。為避免高血壓、高血脂症患者加重病情，清晨高血壓、高血脂症患者不宜進行有一定強度的體育活動。

　　如果要做活動量大、劇烈的運動，建議在下午 2 點之後或晚上進行。

2. 鍛鍊強度

很多人都想由步行鍛鍊達到減肥、降脂、降血壓和提高心肺功能的目的，但卻往往不能如願。主要原因是沒有達到中等運動強度，這其中包含沒有達到中等運動強度的量，沒有達到中等運動強度維持的時間。可見，一定的運動強度和運動量對提高健身效果非常重要。

所謂中等運動強度，就是人最大心率的70％～85％。例如，一個人安靜時的心率是70次／分，其他中等運動強度的心率大約是130次／分。

換言之，就是感到呼吸加快，有點喘，但又可以與人正常交談；若喘得無法正常交談，即超過了中等運動強度。此方法簡便易行，且適合不同年齡和不同體質的人。

3. 持續時間

掌握好了運動方式，還要掌握運動時間。運動最好是能堅持長期鍛鍊，每天的鍛鍊時間至少要達到50分鐘，每週鍛鍊4～5次，這樣堅持下去，那麼你的健身就一定會出現效果。

4. 運動量的計算方法

請你計算自己的平均血壓：平均血壓＝舒張期血壓＋（收縮期血壓—舒張期血壓）／3。

請你記下自己的年齡（周歲）、體重（公斤）與身高（公分）；將以上資料列成算式，便可計算精力：精力＝（700－3×脈搏數－2.5×平均血壓－2.7×年齡＋0.28×體重）／（350－2.6×年齡＋2.1×身高）。也可以將運動心

率控制在（170－年齡）左右，若年齡過大或患者，可據情況酌減至合適的運動量。

　　根據自己的精力資料，選擇相當的運動量和運動項目，進行循序漸進的健身鍛鍊，這樣才能達到強身健體的目的。

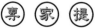

　　運動要有強度，但不是越大越好，也不是越小越好。要略有強度。

散步──降壓降脂的萬靈運動

　　散步是日常生活中最簡單又易行的運動方法，其運動量不大，但健身效果卻很明顯，而且不受年齡、體質、性別、場地等條件限制。常說「飯後百步走，能活九十九」「百練不如一走」，足以說明散步在保健中的作用。

　　散步對各種年齡的人皆適用，特別是對於年齡較大的人來說幫助更大。因為他們的身體條件較差，肌肉軟弱無力，關節遲鈍不靈活，採用這種簡單、輕快、柔和、有效的方式進行鍛鍊，更適宜。散步時平穩而有節律地加快、加深呼吸，既滿足了肌肉運動時對氧的需要，又可對呼吸系統功能加以鍛鍊和提高。尤其是膈肌活動的幅度增加，可增強消化腺的功能。

　　近年來，有研究發現，較長時間的散步後，患者的舒張壓可明顯下降，症狀也可隨之改善。散步可在早晨、黃

昏或臨睡前進行，時間一般為15～50分鐘，每天1～2次，速度可按每人身體狀況而定。

到戶外空氣新鮮的地方去散步，對防治高血壓病是簡單易行的運動方法。但散步時，需要注意以下一些事宜：

1. 身體要自然放鬆

散步前全身應自然放鬆，調勻呼吸，然後再從容散步。如果身體緊張，動作必僵滯而不協調，影響肌肉和關節的活動，則無法達到鍛鍊的目的。

2. 保持輕鬆的步履

散步時步履一定要輕鬆，狀如閒庭信步，周身氣血方可調達平和，百脈流通。散步時宜從容和緩，不要匆忙，百事不思。悠閒的情緒、愉快的心情，不僅能提高散步的興趣，也是散步養生的一個重要方面。

3. 要循序漸進

散步須注意循序漸進，量力而為，做到形勞而不倦；否則，會過勞耗氣傷形。

4. 散步的速度

散步的速度宜快步，即每分鐘行120步左右。由於這種散步比較輕快，久久行之，可振奮精神，興奮大腦，使下肢矯健有力。

還可走逍遙步，即指散步時且走且停，且快且慢，行走一段距離，停下來稍休息，繼而再走。也可快步一程，再緩步一段，這種走走停停、快慢相間的散步，適用於病

後康復和體弱多病的高血脂症患者進行的運動療法。

此外，散步也宜從容和緩，不宜匆忙，更不宜瑣事充滿頭腦，這樣才可使大腦解除疲勞，益智養神。

總之，散步宜循序漸進，量力而行，做到形勞而不倦，勿令氣乏喘吁。對高血壓、高血脂症患者來說，尤應注意，否則就會有害身體。

專 家 提 示

散步時，如出現氣短或胸悶的情況，應立即休息。

━━━▪高血壓患者忌諱的運動▪━━━

扭秧歌和冬泳，是許多人喜歡的健身運動，但如果你有高血壓病，甚至高血壓合併有冠心病、腦動脈硬化、糖尿病，就要對這些運動敬而遠之了。

一般來說，扭秧歌時，鼓點節奏快而有力，人容易興奮，興奮使交感神經處於興奮狀態，此時會心跳加快，血壓急劇上升。如果經常做這種運動，易會造成腦血管意外或內臟損傷等。

冠心病、腦動脈硬化患者同樣不適合扭秧歌。冠狀動脈粥樣硬化和腦動脈硬化多是由於血壓過高，脂質在動脈壁沉積，血管彈性和容量降低引起的。因此，80％的冠心病患者都患有高血壓病。如果心腦血管疾病患者仍隨興扭秧歌，可能會在興奮時血壓升高，使脆弱的腦血管破裂，

發生意外。

但並非所有的高血壓患者都不宜扭秧歌，如早期單純高血壓沒有合併靶器官損害的老年人，如果沒有冠心病，也沒有心功能不全、心律失常、心肌肥厚等併發症，血壓也控制得比較好，就可以扭秧歌。

冬泳是在強冷環境下的一種體育活動，身體在冷水的強冷刺激下，全身皮膚的血管發生急劇收縮，強迫表皮血管中血液回流內臟及深部組織，因而會引起血壓的暫時升高。

如參加冬泳者為重度高血壓患者，其血壓會暫時性進一步升高，就很可能會發生腦血管破裂出血，腦中風昏迷，甚至死亡。所以，高血壓患者不宜進行強冷刺激的冬泳鍛鍊。但如果是輕微高血壓患者以及過度緊張性高血壓患者，則另當別論。

有些青少年高血壓患者可參加冬泳。這是由於此種類型的高血壓主要表現在收縮壓的升高上，可達140～150毫米汞柱，而舒張壓不高，一般沒有頭暈、頭痛等不良感覺。

此外，過度緊張性高血壓患者也可參加冬泳。通常情況下，過度緊張性高血壓患者在減輕工作壓力、合理安排生活、保證充分睡眠和休息之後，隨著過度緊

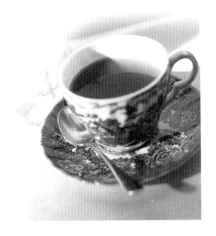

張狀態的消失，血壓就可恢復正常，這類高血壓患者也可繼續參加冬泳鍛鍊。

　　冬泳時要嚴格控制刺激強度，嚴格遵循冬泳的科學方法和保健要求，應以自我感覺舒適為度，如有不適，立即結束冬泳。

高血壓、高血脂症患者 不宜做運動的幾種情況

　　天氣漸暖，出來運動的人越來越多。但作為高血壓、高血脂症患者，你知道哪些情況下不宜做運動嗎？

1. 清晨不能做強烈的運動

　　清晨人們容易出現脈搏加快、血壓升高、心臟供血不足等情況，而在這段時間劇烈運動，會給心臟增加額外的負擔，從而造成血管內部的血液凝固，形成血栓，誘發疾病，因此高血壓、高血脂症患者早晨醒後，不要馬上運動。如果實在想運動，就做一些輕微的運動，如散步、甩手等，慢慢加大活動量。

2. 空　腹

　　高血壓、高血脂症患者進行運動時，切勿空腹，否則會發生低血糖。一般來說，高血壓、高血脂症患者在飯後2小時運動為宜。

高血壓、高血脂

3. 生病或不舒服時應停止運動

如果高血壓、高血脂症患者身體有所不適，就不要再做運動，否則會加重病情。

4. 其他應激情況

如各種感染、心或腦血管病變尚未穩定、糖尿病酮症酸中毒或高滲性非酮症糖尿病昏迷的恢復期。

總之，在正常情況下，高血壓、高血脂症患者應該堅持一定量的運動，哪怕是局部鍛鍊也會對健康有利。但要注意的是，運動方式和運動量要適宜。

專 家 提 示

進行運動時，一定要穿著舒適吸汗的衣服，選棉質衣料、運動鞋等為宜。同時，要選擇安全場所，如公園、學校等，勿在巷道、馬路邊。

── 高血壓、高血脂症患者的運動誤區 ──

有時發現某些高血壓、高血脂症患者在運動後突然死亡，這除了病情發展的原因外，也有不少是一些運動誤區引起的。因而，高血壓、高血脂症患者在運動後，最好要注意避免以下誤區：

1. 立即停下來休息

一些高血壓、高血脂症患者劇烈運動後，會立即停下

來休息。事實上，運動時，人體的血液多集中在肢體肌肉中，由於肢體肌肉強力收縮，會使大量的靜脈血迅速回流給心臟，心臟再把有營養的動脈血送至全身，血液循環極快。如果劇烈運動剛一結束就停下來休息，肢體中大量的靜脈血就會淤積在靜脈中，心臟就會缺血，大腦也會因心臟供血不足而出現頭暈、噁心、嘔吐、休克等缺氧症狀。因此，高血壓、高血脂症患者剛結束劇烈運動時，應做些放鬆調整活動，如揉揉腿、做深呼吸等。

2. 大量飲水

很多人習慣在劇烈運動後大量喝水，這樣一來會使腦組織固定在堅硬的顱骨內，腦細胞腫脹會引起腦血壓升高，使人出現頭疼、嘔吐、嗜睡、視覺模糊、心律緩慢等水中毒症狀。而且一次性喝水過多，胃腸會出現不舒適的脹滿感。所以劇烈運動後，口雖渴，也不宜一次性喝水過多。

3. 馬上降溫

有些高血壓、高血脂症患者運動剛一結束，馬上就用電風扇吹風、進入空調室或在陰涼風口處乘涼或洗澡。這會帶走身體很多熱量，使皮膚溫度下降過快，由神經系統反射活動，引起上呼吸道血管收縮，鼻纖毛擺動變慢，降低局部抗病力量。

因此，高血壓、高血脂症患者劇烈運動後應先擦乾汗液，等汗不再出時，再進行游泳或水浴較為妥當。

4. 立即喝啤酒

很多人習慣劇烈運動後，把啤酒當水大口大口地喝，這易使血液中尿酸急劇增加，導致腦中風。

5. 立即吃飯

劇烈運動時，由於血液多集中在肢體肌肉和呼吸系統等處，而消化器官血液相對較少，消化吸收能力差，運動後需要經過一段時間，高速消化功能才能恢復正常。所以劇烈運動後如果馬上吃飯，會降低人體對食物中營養的吸收能力。

専 家 提 示

進行運動時，要注意周圍環境氣候。夏天避免中午豔陽高照的時間；冬天要注意保暖，防腦中風。

──▶ 老年高血壓患者的運動防治操 ◀──

如果你是老年高血壓患者，又不想做劇烈的運動，那麼，以下的運動防治操，可以讓你既不費力氣，又能鍛鍊身體。

1. 按頭面

兩手擦熱，擦面數次，然後自額前兩側顳部向後至枕

部,再沿頸部向下分按兩肩轉至額前,再向下按摩至胸部,反覆按摩20次左右。

2. 甩　手

先自然站立,然後自然放鬆搖動兩臂,100～200次為宜。

3. 按摩肚臍

用雙手掌心交替輕摩肚臍,因肚臍上下有神闕、關元、氣海、丹田、中脘等穴位,輕輕按摩有降壓作用並能輔助治療腦中風。

4. 伸展四肢

兩腳和兩手伸屈運動目的是由伸屈四肢活動,使存留四肢過多的血液迅速回流心臟,供給心腦系統足夠的氧與血。此法可防急、慢性心腦血管疾病,並可增強四肢大小關節的靈活性。然後兩腿慢慢下蹲成全蹲,兩臂上提。

此動作要反覆做 5～10 次。

5. 平舉運動

兩腳自然開立,左臂前舉,右臂側舉,然後左臂經下向外繞環至前舉,右臂經下向內繞環至側舉,右臂和左臂重複上述動作。

此動作要以連做5～10次為宜。

6. 捶　背

兩腳自然開立,兩手半握拳由下向上,同時捶擊腰

背部；捶擊腰背部時手法要輕柔，兩拳再由上到下捶擊10次。

7. 拍打胸部

兩腳自然開立，上肢右轉，同時帶動兩臂彎肘，右掌心在心前區拍打，左手背在後心區拍打。此動作連續做10～15次為宜。

8. 蹬摩腳心

仰臥，以雙足跟交替蹬摩腳心，使腳心感到溫熱。因腳心有湧泉穴，被稱之為「第二心臟」。蹬摩腳心可使全身血液循環，有舒體強身、疏通經絡等功效。

以上的這套運動防治操，對預防心腦血管疾病和增強各器官功能都有益處，只要堅持每日2～3次，每次20～30分鐘，再配合藥物治療，就可收到較好的治療效果。

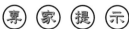

這套運動防治操並非所有的人都適用，運動時要聽從醫生的建議。

每天好心情，
遠離高血壓、高血脂

人們都說，心是人的萬靈鑰匙。
每天有意識地笑笑，讓自己高興地對
待每件事，不僅可以神清氣爽，覺得
生活越來越美，還能防病治病。尤其
是對高血壓病、高血脂症這類與心情
變化密切相關的病症，好的心情就是
最好的良藥。

高血壓、高血脂

你知道如何放鬆嗎？

　　放鬆是心理諮詢的基礎，是所有心理問題得到解決的開始，在人的心理健康過程中扮演著十分重要的角色。放鬆是一門學問，許多人不會放鬆，還有一些人甚至體會不到放鬆的感覺。焦慮、抑鬱、恐懼等心理問題最大的特點就是緊張，包括生理的緊張和心理的緊張。

　　以下是一個小測試，可以檢測出你是否會放鬆自己：

　　⑴ 你經常閉緊眼，放鬆自我嗎？

　　⑵ 你時常聽輕鬆一些音樂嗎？

　　⑶ 節假日，你去公園散步嗎？

　　⑷ 你時常和他人聊天嗎？

測試答案：

　　如果以上4個問題，你全部回答「是」，那麼你是一個會放鬆自我的人；如果有兩個問題的答案是「不」，那麼你就需要學會放鬆自我了。要知道，人不是機器，不可能每天都高度緊張地工作、學習和生活，必須有鬆弛休息的時候。

━━━━✦ 心理因素對血壓、血脂的影響 ✦━━━━

　　人的血壓和情緒有非常大的關係，高血壓患者的情緒變化，常常導致血壓產生不同程度的變化。如在緊張、憂愁、憤怒、悲傷、驚慌、恐懼、激動、痛苦、嫉妒等不良情緒產生時，人容易出現心慌、氣急和血壓升高等現象，甚至導致腦血管痙攣或破裂、腦中風致死。所以高血壓患者必須保持心境平和、情緒樂觀，要避免情緒的大起大落。

　　同時人的血脂與情緒也有非常大的關係，特別是老年高血脂症患者。一般來說，老年高血脂症患者在離退休後，在藥物和飲食習慣、生活方式不變的情況下，血脂濃度卻明顯下降甚至逐漸恢復正常。

　　這是由於工作時易情緒緊張、爭吵、激動，甚至悲傷，這些情緒均可增加兒茶酚胺的分泌，使游離脂肪酸增多，從而促使血清膽固醇、甘油三酯水準升高，抑鬱會使高密度脂蛋白膽固醇降低。而老年高血脂症患者在離退休後，有一些業餘愛好，如練字、繪畫、藝術鑒賞，可使情緒穩定，精神進入一個寧靜的境界。

　　由此可見，精神、情緒等心理因素對血壓、血脂有一定程度的影響。如果患者思想負擔很重，情緒極不穩定，終日憂心忡忡，會使血壓增高，血清膽固醇、甘油三酯水準升高，病情加重。

　　因此，高血壓、高血脂症患者一定要保持樂觀的情緒，這樣才有利於疾病的治療和控制。

高血壓、高血脂

㊙　㊕　㊕　㊕

　　高血壓、高血脂症患者遇到不如意的事情，要避免正面衝突，遇事要想得開，隨遇而安。

━━━━━ 高血壓患者的常見心理 ━━━━━

　　高血壓患者的心理表現是緊張、易怒、情緒不穩，這些又都是使血壓升高的誘因。同時，血壓升高又會影響人的情緒，讓人情緒激動或過度緊張、焦慮。

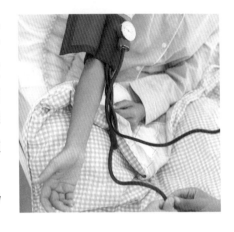

　　高血壓病一般分為三期，一般來說，第Ⅰ期高血壓時，患者的血壓波動很大，忽高忽低，而患者的情緒往往隨著血壓的波動而變化，容易激動；

　　第Ⅱ期高血壓時，隨著高血壓病的進展，不適的症狀越來越多，如心悸、頭痛加重等，這些都可能使患者的心理負擔日益加重，更加急躁、易怒、易衝動；

　　第Ⅲ期高血壓時，患者不僅血壓繼續保持更高水準，其心、腦、腎等內臟器官的損害也更加嚴重，以致失去了代償能力。而心衰、腎衰和高血壓腦病等不僅會加重患者的不適，還會使其情緒更加不穩定。

由此可見，高血壓患者易緊張、易怒、情緒不穩，但患者可由改變自己的行為方式，培養對自然環境和社會的良好適應能力，避免情緒激動及過度緊張、焦慮，使自己生活在最佳境界中，從而維持穩定的血壓。

（專）（家）（提）（示）

人感到委屈或精神受到重大刺激時，一定不要生悶氣，要把不良情緒發洩出來。但要注意的是，壓抑的心情得到發洩、緩解後就不要再哭了，否則對身體反而有害。

━━━▪ 高血壓患者心理調整四忌 ▪━━━

良好的情緒能使血壓、血清膽固醇、甘油三酯水準穩定，有利於疾病的治療與健康的恢復。但是在我們身邊，許多高血壓患者卻存在以下消極心理：

1. 不重視疾病

由於高血壓病起病隱匿，病程緩慢不易發覺，雖有頭暈等症狀，但一經休息即可緩解，不能引起人們的重視。多數人還抱有「年歲大，血壓自然有點高」的錯誤認識，更易忽視血壓高帶給自己的警告信號。

2. 不重視心理健康

高血壓病是一種心身疾病，心理因素是導致高血壓的

高血壓、高血脂

重要因素。據一項調查發現，北京中年知識份子患高血壓病的占60%，而工人只有16%。中年知識份子患病率高的一個因素就是工作的持續緊張。

3. 單純依賴藥物

很多人知道自己有了高血壓病，也知道要服藥治療，但卻認為藥物是萬能的，從而陷入單純依賴藥物的誤區。事實上，在服用藥物的同時，還應該保持良好的情緒。

要知道，情緒激動時所伴隨的血壓升高，單用降壓藥的效果很差；如控制好情緒，甚至不用藥，有時也可使血壓明顯下降。所以治療高血壓病，要重視心理因素，改變不良的生活方式。

4. 忽視輔助治療

「生命在於運動」，這個道理大家都懂。只要堅持限鹽、限脂、減體重、放鬆情緒，就可以預防和治療高血壓病。這道理大家也都懂，可是在生活中，身體力行的人卻不多。所以要戰勝高血壓病，必須要重視輔助治療，而且要持之以恆。

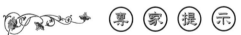

專 家 提 示

遇到悲傷的事能哭泣流淚的人，比獨自生悶氣、把悲傷埋在心裏的人，得高血壓、胃潰瘍等疾病的概率低得多。在此心理學家提醒你：該哭你就哭吧！強忍著你的眼淚等於自殺。

妳知道嗎？ - ●

A型性格與高血壓

　　A型性格的人是指脾氣比較大的人。這種人性格比較急躁，個性比較剛強。主要表現為：個性強，過高的抱負，強烈的競爭意識，固執，好爭辯，說話帶有挑釁性，急躁，緊張，好衝動，大聲說話，做事快，走路快，說話快，總是匆匆忙忙，富含敵意，具有攻擊性等；與之相對應的B型行為模式則表現為：安寧，鬆弛，隨遇而安，順從，沉默，聲音低，節奏慢等。

　　目前，許多研究已經證明：高血壓、冠心病等心腦血管疾病的發病率，具有A型行為者明顯高於B型，如A型人格的人患冠狀動脈硬化的比例比B型高出5倍。因此性格和心血管疾病有著密切的關係，初期可能是促發高血壓，久而久之就可損害心臟、大腦、腎臟、眼睛等。在某種程度上我們也可以說性格決定健康。

　　高血壓的發生是生物、心理、社會等多種因素綜合作用的結果，A型性格只是其中的一種誘因。但是如何避免A型性格的形成，或者最大限度地減弱A型性格的不良特性，對預防和治療高血壓病有著十分積極的意義。

●- ●

→ 高血壓患者如何調節好自己的心理？ ←

　　隨著人民生活水準的提高及不健康生活方式的影響，高血壓病的發病率正以驚人的速度增長，其中一個主要的

因素就是心理因素，也就是說心理因素可誘發加重高血壓病。

　　既然心理問題嚴重影響疾病的治療效果，為使血壓控制水準更加理想，必須做好心理調節工作。

　　此外，有研究人員發現，高血壓病也可引起心理的異常。小動脈痙攣使腦供血不足，腦缺血致中樞神經細胞發生營養不良、腦缺氧甚至腦水腫等，進而可引起腦部暫時性功能失調或神經結構的改變，出現心理障礙。如對周圍事物缺乏興趣，表情呆板，思維遲鈍，行動緩慢；也可出現幻覺，精神運動性興奮，可有自傷或自殺行為，嚴重時可致意識障礙。心理障礙的程度與高血壓的波動、不穩定性有一定關聯。

　　因此，高血壓病的治療應從心理方面入手。高血壓患者如何調節好自己的心理呢？具體方法如下：

1. 避免緊張情緒

　　人處於緊張、憂愁、憤怒等不良情緒中時，可出現心慌、氣急和血壓升高，甚至導致腦血管痙攣或破裂、腦中風致死。所以高血壓患者一定要避免緊張情緒，可透過一些手工活動如繪畫、書法、木工、雕刻等，使大腦得到休息，情緒穩定。

　　當心情不佳、緊張焦慮時，可以改變一下環境，去欣賞一下大自然的美景，將注意力轉移，達到精神鬆弛的目的。尤其遇到不如意時，要進行冷處理，切忌生悶氣或發脾氣。平時應多參加一些公益活動及娛樂和運動，以放鬆心情。

2. 消除猜疑心理

猜疑心理是人之常情，特別是高血壓患者，稍有不適便神經過敏，就會猜疑血壓是否上升了，是否發生併發症了，終日憂心忡忡。

有的患者看了一些有關高血壓病的科普讀物，便對號入座，懷疑自己疾病加重，而且對醫生的解釋總是聽不進去。事實上，這種心理不利於治療，一定要消除。

3. 培養良好個性

人的個性也與高血壓病的發生有密切關係，具有不穩定型個性的人長期緊張、壓抑、憂慮，人際關係不和諧，所以易患高血壓病。

可見要想控制自己的血壓水準，必須培養開朗、豁達的個性。

4. 學會給自己減壓

部分高血壓患者發現血壓增高後，思想負擔很重，情緒極不穩定，終日憂心忡忡，結果反而導致血壓增高更多，病情加重。有的患者失去信心，不願按時服藥，不肯在食療、體療等方面進行配合。

高血壓病的治療若能在藥物治療和非藥物治療的配合下，積極改變不良生活方式，病情是可以控制的。

高血壓、高血脂

専 家 提 示

　　現代人最需警惕高血壓的年齡段是中年，就是上有老下有小、承受較多生活壓力的這部分人。對於他們來說，生活與工作壓力是客觀存在的，不可能消失也不可能逃避，人能夠做的只有調節心理，改變自己。

5種療法治高血壓病

　　除了藥物治療外，高血壓病也可用以下方法進行輔助治療：

1. 園藝療法

　　園藝療法是讓高血壓患者在從事園藝活動時，由迷人的綠色和花香，給人帶來喜悅的心情，使情緒昇華，從而促進患者增強戰勝疾病的信心，這樣有助於減輕患者精神壓力和憂鬱，可降低血壓，促進血液循環。

　　從事園藝活動既可吃到新鮮而有營養的食物，又可飽嘗親手栽培的樂趣，還可讓肌肉得到鍛鍊。

　　最重要的是，在園藝操作中能消除神經緊張和身體疲勞，促進血液循環。

2. 書畫療法

　　書畫療法是指通過練習、欣賞書法、繪畫以達到治病養生目的的一種自然療法。這種療法降壓作用主要與書畫療法可以調節情緒有密切關係。中醫認為當人們繪畫或者

書法時，雜念逐漸被排除，因而可以使鬱結的肝氣得以疏解，上亢的肝陽得以下降，上升的血壓得以降低。

如果你是高血壓患者，可嘗試一下這個方法。但要注意每次練習書畫時間不宜過長，以30～60分鐘為宜，也不宜操之過急。繪畫時要注意自己的心情，若情緒不良時不必勉強，勞累之時或病後體虛，不必強打精神作畫。

飯後應休息片刻後再寫字作畫，飯後立即伏案不利於食物的消化吸收。

3. 色彩療法

色彩療法簡稱色療，是指由讓患者目睹各種顏色，從而產生心理刺激，以促進疾病的痊癒。但需要注意的是，不同的患者應該採用不同的色彩配合治療，如高血壓患者要多用藍色、綠色等顏色進行色療。

由於綠色是一種令人感到穩重和舒適的色彩，具有鎮定神經系統、平衡血壓的作用，可以使人呼吸變緩，心臟負擔減輕，從而降低血壓。藍色是冷的、安靜的，也可減低血壓，減輕疼痛，給人安靜、和諧。但患有精神衰弱、抑鬱病的患者不宜接觸藍色。

4. 音樂療法

所謂音樂治療並非大多數人認為的隨便聽聽音樂，讓患者身心放鬆那麼簡單隨意，它是一種輔助療法，是由生理和心理兩個方面的途徑來治療疾病。音樂治療有嚴格的要求，它是利用經過選擇的、有治療保健性質的音樂，達到治療患者的目的。

高血壓、高血脂

對於高血壓患者來說，聽抒情的小提琴樂曲，可使血壓降低10～20毫米汞柱。 因此，音樂療法適於高血壓病的輔助治療。不過，要選擇鎮靜型的音樂，這樣才可幫助人放鬆甚至催眠，可用於高血壓患者或是失眠患者。

5. 修身養性療法

一般來說，輕度血壓升高的高血壓患者無需服用降血壓藥物，單獨心理治療就可起到降血壓目的。治療措施主要針對造成緊張、壓抑的心理因素，要加強自身修養，改正不良個性，提高心理素質；切忌不要情緒失調、暴躁，那樣身體就會慢慢衰弱。所以高血壓患者一定要逐步調節自己的脾氣、習氣和個性，保持比較穩定的情緒。

以上是高血壓病的輔助治療方法，高血壓患者如果想有一個較好的治療效果，在服藥治療的同時，一定要配合使用以上的這些方法來同步治療。

專 家 提 示

生活中，如果你遇到煩惱，鬱悶不解時，可以試著改變目前所處的環境，此法對高血壓病的治療有顯著的治療效果。

━━━ 高血壓患者的疏泄療法 ━━━

所謂疏泄療法即透過一定的方法改變人的情緒和意志，以此來解脫不良情緒帶來的痛苦。此方法特別適用於高血壓病的輔助治療。

眾所周知，當人們遇到這樣或那樣的精神創傷、長期不良情緒的刺激、挫折或打擊後，不但會因為心理、生理反應促使心跳加快，血壓升高，而且可誘發高血壓病，這是一個不爭的事實。

但讓人不可思議的是，同樣面對精神創傷或刺激，如果讓人們將內心積郁的各種心理因素疏泄出來，即使是高血壓患者，也會保持血壓的穩定。可見，疏泄療法是對高血壓病有顯著療效的一種治療方法。

一般來說，常用的疏泄辦法有以下4種：

1. 大哭一場

哭可以將身體內部的壓力釋放，將壓力產生的有害化學物質及時排出。

生活中常見這樣的事例，某人由於某事，過於痛苦，勸其大哭一場後，心理壓力就會明顯減輕。

2. 多向他人傾訴

有的人遇到不快樂的事，喜歡去找朋友聊聊天，這是不錯的一種心理治療方法。因為向自己最親近或要好的朋友談心，訴說委屈，發發牢騷，可消除心中的不平之氣。所以當你心有不平之事，要及時向知心朋友傾訴，千萬不要悶在心裏，以致氣鬱成疾，血壓升高。

3. 培養業餘愛好

經常看電影、電視、讀書、繪畫、練書法、唱歌、跳舞等，都可以把心中鬱積的能量釋放出去，從而消除生活上的壓力，促使人的情緒好轉。所以你不妨常常放聲歌

唱，這樣可解除所有煩悶。

4. 在運動中疏泄不良情緒

在情緒低落時，人們往往不愛運動，事實上越不活動，情緒越低落。所以心情不好時，一定要多運動，因為身體活動也可以改變情緒狀態。例如走路的姿態，昂首挺胸，加大步伐及雙手擺動的幅度，提高頻率走上幾圈；或者由跑步、幹體力活等劇烈活動，可以把體內積聚的能量釋放出來，使鬱積的怒氣和其他不愉快的情緒得到發洩，從而改變消極的情緒狀態。

除了上述方法，疏泄不良情緒的方法還有很多，其中比較有效的，有遠離不良環境，這樣可避免接觸強烈的環境刺激。

專 家 提 示

有些男人存在不良情緒也不肯哭，認為沒面子，這樣對身體不好，要記住「男人哭吧不是罪」。只有心情得到發洩，才會更積極地迎接每一天。

▶ 高血壓病的心理保健操 ◀

高血壓病一般都是用藥物治療，如果你用藥治療不是太理想的話，可以嘗試一下其他方法，如心理保健操。

高血壓病心理保健操的具體方法與步驟如下：

⑴ 坐在椅子上，全身放鬆，雙腳分開與肩同寬，神情要自然。

⑵ 雙手平放於頭部，左手放於頭的左半部，右手放於頭的右半部，左右手的中指分別壓在頭部正中的百會穴。

⑶ 雙手分別從左右經面部、前胸、腹部、大腿、小腿、腳部按摩下去，雙手在面部時10個指頭朝上。雙手在胸部時，左右兩手的5個指頭相對。雙手在腹部、大腿、小腿和腳部時，雙手的5個指頭也是相對的。雙手從頭部在向胸部、腹部、大腿、小腿、腳部按摩，並且要默念「血壓下降」。

雙手從頭頂沿著面部、胸部、腹部、大腿、小腿、腳部按摩的速度要均勻。從頭部到腳部移動按摩的時間大約20秒鐘。心中默念「血壓下降」，分別在面部、胸部、腹部、大腿、小腿、腳部各一次。

雙手由頭部向腳部方向移動按摩共9次，每次大約20秒，9次大約180秒，即約3分鐘。

⑷ 雙手由面部向腳部移動按摩9次後，口中念出或心中默念「心平氣和，血壓下降」，連續念3次。

⑸ 雙眼輕輕微閉，想像正在下毛毛細雨，雨水由頭頂、臉部、前胸、後背、腹部、腰部、臂部、大腿、小腿直到腳部，然後由腳心的湧泉穴，把高血壓的病氣排出。想像病氣入地三尺，在整個想像雨水從頭頂到湧泉穴流下的過程中，口中念或心中默念「血壓下降」。想像一次的時間大約為5秒，共想像9次，總計約為45秒。湧泉穴在腳板心前一點，腳的二趾和三趾之間的凹陷處。

⑹ 慢慢睜開雙眼，右手從右大腿向右下輕甩下去，同時口中念或心中默念「血壓下降」。每次約3秒鐘，共3

高血壓、高血脂

次，約 9 秒鐘。然後左手從左大腿向下甩下去，同時口中默念「血壓下降」。每次3秒鐘，共 3 次，約 9 秒鐘，總計約 18 秒鐘。

⑺ 雙手放在膝蓋上，口中念或心中默念「心平氣和」3 次即可。

以上是高血壓病的心理治療操，你每天最好做 3 次，上午、下午、晚上各一次。每次大約 5 分鐘，一天 3 次共計約 15 分鐘。這樣堅持下去，你的血壓一定不會再居高不下。

專 家 提 示

高血壓病是一種很常見的疾病，有關高血壓病的發病機制還不完全清楚。但對於此病的治療，一定要長期堅持。

高血壓、高血脂症患者 逃避情緒刺激有方法

人生百態，人生活在這個世界上，難免有煩惱，高血壓、高血脂症患者更是如此。事實上，有了煩惱沒什麼，關鍵是如何避免自己的情緒受到刺激。這一點看起來不易，但只要你按以下的方法去做，其實也不難：

1. 保持充足的睡眠

經常作息顛倒、長期熬夜的人，通常情緒也不穩定。因為晚上11點至凌晨1點，是臟腑氣血流動的時間，這段

時間，血回流到肝臟準備儲存精氣（能量），如果不睡，等於強迫肝繼續分解工作，能量無法被貯藏，肝盛陰虛，陰陽失和。人的肝火上升，容易疲倦、氣虛體弱，血壓、血脂水準就會高。

2. 學會傾訴

心理專家認為，心理有問題的人，不能將自己內心的東西表現出來，這些不被表現出來的東西將摧毀患者；如果能將自身內心的東西表現出來，那麼這些被表現出來的東西將拯救患者。因此，有抑鬱、焦慮等心理問題的人，要多向朋友傾訴。

3. 時常美化環境

心境和環境是緊密相關的。如果平時把房子打掃乾淨，買一些溫馨的小飾品帶回家，讓房子變成美麗的家，心情就會變得很快樂。這是因為一成不變的氣氛很容易讓人心灰意冷，改變居家的面貌可使人的精神煥然一新。所以有時間的時候，你一定要好好裝飾家裏，買幾盆花，種種草，植物的生長總是給人帶來希望和活力。

4. 放鬆身心

現代人的情緒困擾常常來自於刺激過多、誘惑過多，因而要想有一個良好的情緒，必須遠離誘惑、慾望，讓自己的身心徹底地放鬆平靜下來。

每天多聽一些舒緩優美的音樂，讓自己漸漸進入沉靜的狀態裏，這樣你的心胸自然會開闊起來。

5. 日常生活有條不紊

日常生活動作不急不緩，先氣和再心平，要有條不紊。因為如果氣的運行紊亂，不夠自然順暢，身心都易致病。如何才能先氣和再心平呢？

只要日常生活中，行、住、坐、臥都能保持不急不緩的動作，讓呼吸勻稱有序，就自然會氣和心平了。

6. 運動量不要太大

儘量從事溫和運動，如練太極、氣功或元極舞，這些都是不錯的靜心運動。要知道，太激烈的運動造成大量流汗，運動消耗大，流失大量體液等於流失大量體力，心情也易煩躁不安。

由此可見，避免情緒刺激的方法有很多，但需要注意的是，要根據自己的具體情況，選擇適合自己的治療方法，這樣才能有效地避免不良情緒的刺激，從而有利於疾病的治療。

專 家 提 示

抑鬱是一種不良情緒，是因精神受壓抑而產生的消極情緒狀態。突出特點是看任何問題都從消極、悲觀的角度出發，遇事愛往壞處想，容易喪失信心；不願與他人交往，離群索居，少言寡語。

情緒的芳香療法

日常生活中，香味能對人的情緒起到很大的影響。氣味學家的研究表明，香味對於調節人的情緒、治療疾病、保護人體身心健康，具有非常重要的作用。

(1) 薰衣草是失眠症患者的良藥，它的味道能夠改善抑鬱症狀，袪除緊張，平息肝火。

(2) 香橙的味道會提高工作效率，消除上班族在辦公室壓抑氣氛中產生的緊張、不安感；柚子味有制怒作用。

(3) 濃郁的薑味可提高應變能力，消除疲勞，增強毅力。

高血壓、高血脂症患者
切忌情緒焦慮

焦慮是一種情緒反應，主要症狀是：神經過敏，緊張不安，急躁，有時出現心悸、呼吸短促等感覺。人人都有焦慮情緒，這種情緒一般來說是一種正常的反應；但是這種情緒持續時間比較長的話，就有可能帶來生理上的反應，像失眠、慢性疼痛、胃腸功能紊亂、心血管功能紊亂，從而引發高血壓、高血脂等疾病。因此，高血壓、高血脂症患者一定要遠離這種情緒。

當焦慮情緒亮紅燈，高血壓、高血脂症患者該如何遠

離它呢？

1．瞭解焦慮原因

對於引起焦慮的原因要有一定的瞭解，沒有人會毫無緣由地焦慮。但無論是什麼原因引起這種不良情緒，瞭解原因之後，都可以改變或減少焦慮情緒。

2．做放鬆訓練

有焦慮情緒的時候，可以適當地做一些放鬆訓練，如深呼吸、逐步肌肉放鬆法等。正確深呼吸的具體方法為：保持一種緩慢均勻的呼吸頻率，如緩慢吸氣，稍稍屏氣，將空氣深吸入肺部，然後緩緩地把氣呼出來。在深呼吸時，應該可以感受到自己胸腔和腹部的均勻起伏。

此外，也可讓肌肉放鬆下來。方法為：由頭面部開始，逐步放鬆肌肉，直至全身肌肉都放鬆下來，最後達到心身放鬆的目的，並能夠對身體各個器官的功能起到調整作用。

3．唱卡拉OK

週末和一群朋友去唱唱卡拉OK，既可以緩解一週工作的疲勞，也可身心放鬆，消除工作與生活中的焦慮情緒。

總之，在現代社會中，焦慮似乎無處不在。當出現過分的焦慮時，我們要學會透過適當的放鬆來調節，從而減輕自己的焦慮情緒，平靜從容地面對生活中的煩惱，這樣才有利於我們身體的健康。

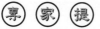

　　焦慮、煩躁的情緒有很大一部分來源於擔心、害怕。但只要合理地安排工作和生活，分清輕重緩急，就會有效地緩解這種害怕帶來的焦慮。

高血壓、高血脂症患者
要學會放鬆自我

　　很多高血壓、高血脂症患者都知道，在生活中，應該勞逸結合。但可悲的是，許多人恰恰就不知道怎麼勞逸結合，以為吃夜宵、打一通宵的麻將就是休息。其實真正的休息是心靈的休息和放鬆。

　　那什麼樣的方式能讓心靈休息和放鬆呢？下面是幾種放鬆的方法：

1. 暖流法（自我催眠法）

　　想像有一股暖流從頭頂流下來，緩慢而舒適地流下來……

　　暖流流過你的頭頂，讓你的頭皮放鬆……頭蓋骨也放鬆……流過你的眉毛，讓眉毛附近的肌肉放鬆……放鬆耳朵附近的肌肉……

　　暖流流過臉頰附近的肌肉……放鬆下巴的肌肉……你的下巴平時承擔了吃飯和說話的壓力，現在把它徹底放鬆下來……

　　你的整個頭部都沉浸在暖流裏，溫暖而舒適的暖流，讓你的頭部如此放鬆、安靜……

高血壓、高血脂

　　總之，要想像這暖流流遍你的全身，流過你的左腿⋯⋯流過你的右腿⋯⋯讓你腿上的肌肉一股一股地放鬆。想像時，你要保持深呼吸，每一次呼吸的時候，你會感覺自己更放鬆、更舒適⋯⋯

　　這種方法適用於平時壓力過大的高血壓、高血脂症患者。

2. 積極放鬆法

　　把注意力放在呼氣上，感覺空氣流出你的鼻腔⋯⋯

　　專心地呼氣，就像要排出體內廢物的感覺⋯⋯

　　每一次呼氣，都將興奮、緊張釋放出⋯⋯

　　每一次呼氣，都將壓力吐出去⋯⋯

　　現在，把所有廢物、毒素都徹底地排出去⋯⋯

　　輕鬆地呼吸，你進入了更深沉、更深沉的放鬆狀態。外界的事物開始慢慢地離你越來越遠，越來越遠⋯⋯心靈變得很寧靜⋯⋯

　　在你認為可以的時候，睜開眼睛，就會自動回復清醒的意識狀態，此時你的身心也會自行調整到最佳狀況。

　　以上的自我放鬆方法可以說是簡單易學，立竿見影，只要勤加練習，就能解決一般的心理困擾。所以，您不妨試試！

專 家 提 示

　　痛苦、憤怒由增加外周血管阻力而升高舒張壓，恐懼則由增加心排血量而使收縮壓升高，所以說高血壓病心理放鬆治療非常重要。

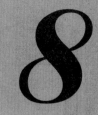

第

8

章

中醫調養與保健，
健康在身邊

中醫向來是神秘而偉大的，對於
身體的不適與疾病，只需用日常生活
中最常見的食物或藥草，按照一定的
比例搭配；或者在身體的特殊部位按
摩、針灸，就可以減輕病痛，遠離疾
病。對於高血壓、高血脂這類「文明
病」，中醫的日常保健也可有較好療
效。生活中哪些常見的飲食、藥草可
減輕高血壓、高血脂的病痛呢？看看
中醫專家的分析吧。

高血壓、高血脂

 高血壓病、高血脂症如何養生？

　　高血壓病、高血脂症是一種常見病，如果不幸得了高血壓病或高血脂症，除了用藥物治療外，還需自我調養，但你知道如何進行養生嗎？下面的小測試，可以檢測出你對養生的瞭解程度：

　　⑴ 你知道中醫對高血壓病、高血脂症的病因是如何看待的嗎？

　　⑵ 你認為高血壓病可以由按摩調養嗎？

　　⑶ 你覺得洗腳可以降壓嗎？

　　⑷ 你瞭解降血脂有哪些中藥嗎？

　　⑸ 你知道高血壓、高血脂症患者在冬天如何自我護理嗎？

測試答案：

　　如果以上4個問題，你全部回答「不」，那麼你缺少這方面的常識；如果以上4個問題，你全部回答「是」，就意味著你對這方面的知識掌握得比較多。

中醫看高血壓病、高血脂症

高血壓病、高血脂症是威脅中老年人健康的重大殺手之一，隨著人們生活水準的提高，其發病率明顯上升。對於這樣的「殺手」，中醫自有其獨到的見解。其具體觀點如下：

1. 中醫對高血壓病的認識

高血壓是指人體收縮壓高於140毫米汞柱，舒張壓高於90毫米汞柱，屬中醫學「頭痛、眩暈、肝陽上亢」等範疇。

關於此病的病理與病機，中醫認為，本病可由內傷虛損、飲食失節和精神因素等因素所致。

(1) 內傷虛損：

如疲勞過度，或年老腎虧，由於腎陰不足，肝失所養，肝陽偏亢，內風易動。

(2) 精神因素：

長期精神緊張或惱怒憂思，可使肝氣內郁，鬱久化火，耗傷肝陰，陰不斂陽，肝陽偏亢，上擾頭目。肝腎兩臟關係密切，肝火也可灼傷肝腎之陰，形成肝腎陰虛，肝陽偏亢。

(3) 飲食失衡：

經常食用肥甘厚味，或飲酒過度以致濕濁內生，濕濁久蘊可以化熱，熱又能灼津成痰，痰濁阻塞脈絡，上擾清竅，也能發生本病。

以上各種因素相互作用，相互影響，以致機體陰陽消

長失調，特別是肝腎陰陽失調。因為肝腎陰虛，肝陽上亢，形成了下虛上盛的病理現象，故見頭痛、頭暈等症，從而影響血壓的水準，形成高血壓。

2. 中醫對高血脂症的認識

中醫認為，長期飲食失當，缺乏運動，情志刺激過多以及膏脂轉輸、利用、排泄失常的因素可使血脂升高，其病因具體如下：

(1) 飲食不節：

長期飲食失當，或酗酒過度，損及脾胃，致使飲食不歸正化，不能化精微以營養全身，反而變生脂濁，混入血中，引起血脂升高。前者為實證，後者為虛中夾實證，這是二者不同之處。

(2) 缺少運動：

生性不愛動，或因職業工作所限，終日伏案，多坐少走，人體氣機失於舒暢，氣鬱則津液輸布不利，膏脂轉化利用不及，以致生多用少，沉積體內，浸淫血中，因此血脂升高。

(3) 情志刺激：

思慮傷脾，脾失健運，或鬱怒傷肝，肝失條達，氣機不暢，膏脂運化輸布失常，血脂升高。

(4) 陰虛燥熱：

消渴、水腫、脅痛、黃疸、症積等證，不癒消渴證基本病機屬陰虛燥熱。水腫日久，損及脾腎，腎虛不能主液，脾虛失於健運，以致膏脂代謝失常。脅痛、黃疸、症積三者皆屬肝膽之病，肝病氣機失於疏泄，影響膏脂的敷

布轉化；膽病不能淨濁化脂，血脂就會升高。

　　以上是中醫對高血壓病、高血脂症病因與病機的認識，中醫對這兩種病的看法，對這兩種病的治療，有著十分重要的指導意義。

　　現代社會許多人工作壓力很大，整天伏案工作。在此，要提醒你的是，不管工作多忙，都要注意多運動，多進行體育鍛鍊。

妳知道嗎？

針灸能治療高血壓病嗎？

　　針灸能治療高血壓病嗎？答案是肯定的。因為針灸對單獨性肥胖合併高血壓患者，具有很好的效果，並對血壓、植物神經功能、脂質水準及能量代謝也有良好的調整作用，其中耳針心穴即時降壓作用特別明顯。近期研究發現，針灸治療高血壓病的有效率為63.3％，對Ⅱ、Ⅲ期高血壓患者左心功能改善的即時效應明顯，對正常左心功能無明顯影響。

　　針灸治療高血壓病的取穴方法多按中醫辨證分型施治。中醫陰陽學說認為，高血壓為肝腎不足，水虧木旺，虛陽亢盛所致。復溜、太谿穴屬足少陰腎經，可補益腎

陰，滋水涵木；足三里穴是常用保健穴，可防止虛陽上亢，與足厥陰經的太衝穴相配，起平肝降逆作用。針灸(針刺)此四穴，可相互配伍，起滋水降火、平肝潛陽作用，控制血壓之功效。有些針灸療法則不按辨證取穴，如取穴風池、百會、合谷、陽陵泉等，有一定療效。艾灸足三里、絕骨、湧泉或石門等穴，也有一定降壓效果。其他如曲池、三陰交、內關、行間、人迎、大陵、肝俞、中封等穴位，也有降低血壓的作用。腦中風後，用針灸治療偏癱、失語等症最為普遍，均有一定療效。

━━━•調養高血壓病，按摩有妙方 •━━━

　　高血壓病是中老年人的常見病。此病既可用藥物治療，也可根據中醫的平肝息風理論，對人體的太陽、百會、風池等穴位進行按摩。對一些重要穴位或部位進行按摩，有調節神經血管的舒縮作用，可解除小動脈痙攣，而且能疏通氣血，調和陰陽，對預防和治療高血壓病有著明顯的作用。如我們的耳背處有一「Y」形的凹溝，位於對耳輪上、下腳及對耳輪的耳郭背面。經常按摩耳背，對於降血壓有一定的療效。

　　用按摩法治療高血壓病，除了按摩耳背降壓溝外，還可按摩百會穴和拇指等部位。具體按摩方法如下：

1. 按摩湧泉穴

每晚溫水足浴後，坐於床上，用左手心按摩右足心，用右手心按摩左足心各100次，每日1～2次。此法有降壓健身之效。

2. 按摩百會穴

百會穴位於頭頂的正中央，用右手掌緊貼百會穴順時針旋轉，一圈為一拍，每次至少做32拍。此法可以寧神清腦，降低血壓。

3. 按揉太陽穴

用雙手食指、中指指腹同時按摩雙側太陽穴，順時針旋轉20圈，再逆時針旋轉20圈。按摩此穴可清腦明目，疏風解表，降壓止痛。

4. 按摩拇指甲

高血壓患者可坐，也可臥，先用右手的拇指與食指，捏住左手的大拇指末端的指甲與指腹，轉動揉搓50次，然後自指甲遠端向指根方向慢慢地推揉50次；兩手交換同樣按摩。每日清晨醒後、午睡前和就寢前做3次，堅持下去，可達到降低血壓的效果。

5. 按摩足三里穴

高血壓患者坐於沙發上，膝屈曲90°，分別用左右手的中指端，按揉左右小腿的足三里穴，旋轉按摩30次。這樣做可引血下行，降低血壓，同時還調理胃腸，健脾養胃。

高血壓、高血脂

自我按摩降血壓，療效因人而異，因此是否停服降壓藥，應聽取醫生的意見。

━━━━━• 降脂降壓湯3則 •━━━━━

高血壓病或高血脂症的表現主要為頭痛、頭脹、心悸、失眠、眩暈。不過每一種症狀的發生都有其不同的病因、病機，而不同的症狀可以由相同的病因和病機引起。但無論是哪一種症狀，我們都可以用美味湯調理：

1. 複方降脂湯

【材料】丹參15克，首烏15克，黃精15克，澤瀉15克，山楂15克。

【製作方法】將上述材料一起用水煎服，每日1劑，日服3次。

【功效】高血壓、高血脂症患者可多服用此方。因為該方不但有較好的降脂效果，尤其對降低血清總膽固醇、甘油三酯的效果更為顯著，而且還有擴張血管、增加冠脈流量、潤腸通便作用。

2. 海帶降壓湯

【材料】鮮海帶15克，燕窩15克，乾紫菜15克，豆腐250克。

【調料】大蔥5克，薑3克，鹽5克。

【製作方法】海帶用清水洗淨，浸淡，切絲；燕窩用水浸過，去毛；紫菜洗淨。

將上述材料放入煲內，加入適量清水，煮沸後加少許薑蔥和鹽調味，最後放切成小方塊的豆腐，再煮片刻即可食用。

【功效】高血壓患者可服用此湯。湯中的海帶性味鹹寒，含有大量的甘露醇，甘露醇與碘、鉀、煙酸等協同作用，可防治動脈硬化、高血壓、慢性氣管炎、慢性肝炎、貧血、水腫等疾病。海帶中的優質蛋白質和不飽和脂肪酸，對心臟病、糖尿病、高血壓有一定的防治作用。因此，中醫認為海帶具有軟堅、散結、消炎、平喘、通行利水、祛脂降壓的功效。

紫菜營養豐富，含碘量很高，並含有一定量的甘露醇，可作為治療水腫的輔助食品；紫菜所含的多糖具有明顯增強細胞免疫和體液免疫功能，可促進淋巴細胞轉化，提高機體的免疫力；可顯著降低血清膽固醇的總含量，有助於高血壓、高血脂等病的防治。

湯中豆腐的蛋白質含量豐富，而且豆腐蛋白屬完全蛋白，不僅含有人體必需的8種氨基酸，而且比例也接近人體需要，營養價值較高；有降低血脂，保護血管細胞，預防心血管疾病的功能。

3. 杜仲茶

【材料】杜仲葉適量。

【製作方法】將杜仲葉洗淨，用適量水煎汁，去渣留汁。

高血壓、高血脂

【功效】杜仲茶不但能減少體內脂肪，具有減肥的功效；還可抑制高血壓，提升低血壓。

除以上湯飲外，高血壓、高血脂症患者也可經常喝烏龍茶。因為烏龍茶是半發酵茶，幾乎不含維生素C，卻富含鐵、鈣等礦物質，含有促進消化酶和分解脂肪的成分。

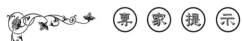

專 家 提 示

喝降壓降脂茶的最佳時間是飯前、飯後，此時喝，可促進脂肪的分解，使其不被身體吸收就直接排出體外，防止因脂肪攝取過多而引發肥胖。

■ 洗腳能降壓 ■

腳是人體的「第二心臟」，中醫有「天天洗腳，勝過吃藥」的說法，可見洗腳有時可以成為治療疾病的輔助手段。對高血壓患者而言，每天科學地洗腳可明顯降低血壓。

眾所周知，腳距離心臟最遠，是循環的末梢部位。足底有諸多穴位，如果對足部進行適宜的足浴，可促使足部及小腿的血液通暢，讓各個穴位的氣血通達，起到降壓的功能。

如果想用洗腳的方法降壓，一定要注意以下幾點：

1. 水溫適宜

一天的奔波勞累，會使血流淤滯，穴道凝阻，所以到

晚上時，最好能用溫水泡一下腳。水溫宜在40～50℃。一開始，不要太多的水，浸泡幾分鐘後，再加水至踝關節以上，水溫保持在60～70℃，兩腳互相搓動，以促進水的流動。

此法可使血管擴張，血流暢行無阻，氣血通達，血壓自然會有所下降。

2. 按摩足部

用溫水泡腳的同時，還可按摩足部。如何按摩足部呢？一般可把兩個腳心相向置於床上，左手搓右腳心，右手搓左腳心；也可用中指或食指指端由腳心向腳趾方向做按摩，每次100～200次，以按摩部位發熱為度，兩腳輪流進行；還可用一手掌反覆搓腳心15分鐘。

腳部的「高血壓點」位於腳掌大拇指根部橫紋中央，用兩手的大拇指按壓此處6秒鐘，一天10次，可明顯降低血壓。按摩時兩腳交替進行，並持之以恆，可起到良好的保健作用。

3. 添加適當的中藥

芥末煮水洗腳可降血壓。將80克芥末麵放在洗腳盆裏，加半盆水攪勻，用爐火煮開，稍涼後洗腳。每天早晚1次，數天後血壓就可下降。

我們每天都要走路、奔跑、站立……雙腳陪伴我們度過了很多疲倦時刻，懂得關愛自己的你，晚上回家的時候，一定要不忘記泡泡腳，按摩一下腳部穴位。即使你沒有高血壓，也可以強身健體。

高血壓、高血脂

專 家 提 示

　　足部按摩簡便易學，可採取多種方法，只要感到舒適即可。但在按摩前，一定要先將雙手搓熱。

● 降壓降脂藥茶14方 ●

　　由於茶葉所含的茶多酚具有抗癌、降脂降壓、抗衰老作用，茶葉所含的兒茶素和維生素C、維生素P還可增強血管的柔韌性，降低血中膽固醇，防止脂肪在肝臟積累和防止動脈硬化。因此，正確地飲些草藥茶可起到降壓降脂的作用。哪些草藥茶具有降壓降脂的作用呢？

1. 首烏茶

　　【材料】首烏20～30克。

　　【製作方法】將首烏洗淨，切片，加水煎煮30分鐘後，待溫涼後當茶飲用，每天1劑。

　　【功效】首烏具有降血脂、減少血栓形成的功效。血脂增高者常飲用首烏茶，療效會十分明顯；不過痰飲較盛、舌苔厚膩者不宜服用。

2. 檸檬茶

　　【材料】蘋果1個，紅茶3克，檸檬1個，白糖適量。

　　【製作方法】將蘋果洗淨，切塊，用榨汁機榨汁；紅

茶用沸水沖泡，倒入杯中，加入蘋果汁，攪勻，將洗淨的檸檬切片，取2～3片放入杯中，加入適量白糖，浸泡15分鐘即可飲用。

【功效】此茶醒脾開胃，祛暑生津。可用來治療消化不良、暑熱煩渴及冠心病、高血壓病。

3. 山楂銀耳茶

【材料】山楂50克，水發銀耳25克。

【製作方法】將山楂洗淨，加入適量清水煎煮，煮沸後加入水發銀耳稍煮，待涼後飲汁即可。

【功效】此茶健脾和中，開胃消食，用於食慾不振、食積不化及冠心病、高血壓病。

4. 玉米鬚茶

【材料】玉米鬚25～30克。

【製作方法】將玉米鬚洗淨，用沸水沖泡，代茶飲。

【功效】玉米鬚具有降壓降脂的作用。如果患者是因腎炎引起的水腫和高血壓，可多飲此茶，療效將更為明顯。

5. 荷葉茶

【材料】鮮荷葉半張。

【製作方法】將鮮荷葉洗淨，切碎，加適量水煮沸，放涼後代茶飲用即可。

【功效】荷葉的浸劑和煎劑具有擴張血管、清熱解暑、降血壓的作用。

6. 槐花茶

【材料】鮮槐樹花蕾適量。

【製作方法】將鮮槐花蕾洗淨，晾乾，用沸水浸泡後代茶飲。

【功效】槐花具有收縮血管、止血的功效，具有降低血壓的作用。不過槐花性味偏寒，脾虛便溏者慎用。

7. 山楂茶

【材料】鮮嫩山楂果1～2枚。

【製作方法】將山楂果洗淨，切片，用沸水浸泡飲用，每日數次。

【功效】山楂具有助消化、擴張血管、降低血糖和血壓的作用。經常飲用山楂茶，對治療高血壓病具有明顯的輔助療效。

8. 菊花茶

【材料】甘菊3克。

【製作方法】將甘菊放入杯中，沖入適量沸水，代茶飲，每日可喝3次。也可用菊花加金銀花、甘草同煎代茶飲用。

【功效】此茶具有平肝明目、清熱解毒的特效，可有效治療高血壓病、動脈硬化症。

9. 葛根茶

【材料】葛根30克。

【製作方法】將葛根洗淨，切薄片，加水煮沸後當茶

飲用。

【功效】葛根可改善腦部血液循環，對緩解高血壓引起的頭痛、眩暈、耳鳴及腰酸腿痛等症狀有明顯效果。

10. 蓮子心茶

【材料】蓮子心12克。

【製作方法】將蓮子心洗淨，晾乾，用沸水沖泡後代茶飲，可每日早晚各飲1次。

【功效】儘管蓮子心味苦，卻具有良好的降壓去脂功效。高血壓患者可以經常飲用，不過平時食慾不振、大便稀溏的患者不宜飲用。

11. 決明子茶

【材料】決明子15～20克。

【製作方法】將決明子洗淨，晾乾，用沸水沖泡，每天數次代茶飲用。

【功效】決明子具有降血壓、降血脂、清肝明目的功效。經常飲用決明子茶可治療高血壓病，脾虛便溏者不宜飲用。

12. 桑寄生茶

【材料】乾桑寄生15克。

【製作方法】將乾桑寄生放入適量清水煎煮15分鐘後飲用，每天早晚各飲用1次。

【功效】桑寄生可補血，用桑寄生煎湯代茶可有效輔助治療高血壓病。

高血壓、高血脂

13. 丹參茶

【材料】丹參2～3克。

【製作方法】將丹參洗淨，切片，用沸水浸泡代茶飲。

【功效】丹參具有擴張微血管，改善微循環，降低血液黏度，抑制血小板和凝血的功能；飲用丹參茶可啟動纖溶，對抗血栓形成；同時也可調節血脂，抑制形成動脈粥樣硬化斑塊；高血脂、高血壓患者可常飲。

14. 雙桑茶

【材料】桑枝、桑葉、芫蔚子各15克。

【製作方法】將上述材料洗淨，晾乾，研成細末。放入保溫瓶中，沖入沸水適量，蓋悶10～20分鐘後代茶頻飲。

【功效】祛風，清熱，活血，明目。

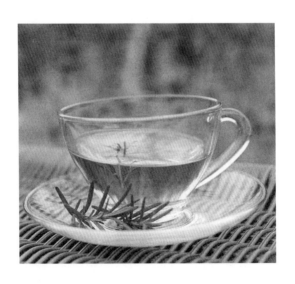

専 家 提 示

　　服用以上草藥茶，還應注意：①藥量不宜過大，否則會增加藥物的不良反應；②如果出現不良反應，應立即停用；③藥茶只能起到保健、預防和輔助治療的作用，病情重時一定要去醫院就診。

妳知道嗎？ - - - - - - - - - - - - - ●

服用降壓降脂藥茶的方法

　　服降壓降脂藥茶的方法有很多，但主要包括以下幾種：

(1)煎汁：

　　此法對藥茶配方成分較多，或者藥茶中所含藥物需要煎煮才能浸出有效成分者尤為適宜。將藥茶配方中的飲片放入鍋中，加水適量，先用大火煮沸，再改用小火煎煮20分鐘，去渣取汁，放入杯中多次代茶飲用。

(2)沖泡：

　　此法對花類降壓茶、葉類降壓茶及含揮發油成分的降壓茶尤為適宜。含茶葉的藥茶可放入瓷杯或陶杯中，用沸水沖泡，加蓋悶10～15分鐘，趁熱多次飲用；不含茶葉的藥茶可放入保溫杯或瓷杯、陶杯中，用沸水沖泡，加蓋悶15分鐘，趁熱多次飲用，一般可連續沖泡3～5次。

(3) 調服：

將茶葉或藥茶配方中的藥物研成細粉，用其他藥物處方的煎湯調服；將不含茶葉的藥物研成細粉，再用茶汁調服。

(4) 熱服：

將藥茶汁趁熱趁溫飲用，但不宜燙飲。大多數藥茶均適宜熱服。

(5) 涼服：

將藥茶汁放置變涼後飲用，此法對高血壓肝火上炎型尤為適宜。

(6) 頓服：

將藥茶汁1次飲完。

(7) 分服：

將藥茶汁分早、中、晚3次或間隔片刻後，多次分服。

自製降壓降脂藥酒4方

藥酒是我國中醫所特有的，以酒為主料，加入適當藥材就成為藥酒。如果在酒中加入具有通血脈、驅風寒、活血祛瘀功能的中藥材，就成為可降壓降脂的藥酒了。

高血壓、高血脂症患者在服用西藥降壓降脂的同時，不妨嘗試一下以下的藥酒：

1. 香菇酒

【材料】優質乾香菇適量，檸檬3個，蜂蜜適量。

【製作方法】將優質乾香菇、檸檬洗淨，檸檬連皮切片，將以上藥物一起浸入酒中，7天後將檸檬片取出，其他原料浸足1個月。

【功效】此酒可降低血壓，清心寧神。

2. 蓮心桂枝酒

【材料】蓮心、桂枝、生甘草各3克，白朮5克。

【製作方法】將上述藥材切碎，用白酒浸泡1個月後就可飲用。

【功效】該酒可清心安神，降壓利水，可治療心悸怔忡、頭暈目眩、心胸煩悶、氣短乏力、胸脘痞滿、呼吸困難等症。

3. 菊花酒

【材料】菊花、菊葉各適量。

【製作方法】將菊花及葉洗淨，浸於白酒中，密封好。3週後取出菊花及菊葉，用開水沖泡，每日代茶飲。

【功效】此酒具有治療頭痛目乏、降壓鎮靜、寧神清心的作用。

4. 紅花酒（杜紅花）

【材料】紅花適量。

【製作方法】將紅花浸入白酒內，藥酒成熟時呈棕色，味濃，飲用時需加入2～4倍的冷開水。

高血壓、高血脂

【功效】此酒具有通經活血、降壓止痛的作用。

以上藥酒雖然有活血降壓作用，但對不習慣飲酒的患者，特別是稍服即醉者、精神病患者應禁用。要想用藥酒降壓降脂，最好在醫生指導下飲用。

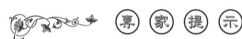

專 家 提 示

藥酒主要成分畢竟是酒，雖有滋補作用，但絕不能暴飲狂用。正確服用藥酒的方法是少飲、淺飲，適可而止。

● 經典祛脂降壓藥膳10方 ●

下面這10款藥膳具有祛脂降壓的作用，高血壓、高血脂症患者不妨試一試：

1. 海帶草決明湯

【材料】海帶50克，草決明15克。

【製作方法】將海帶浸泡，切絲，將海帶絲和草決明放入水煎煮。熟後喝湯吃海帶，每天1劑。

【功效】此湯可祛脂降壓，肥胖伴高血壓患者可多服用。

2. 冰糖燉海參

【材料】海參30克，冰糖適量。

【製作方法】將海參洗淨，放入鍋中，加清水適量燉爛，再加冰糖燉片刻，使冰糖溶解。早飯前空腹服用最好，每日服用1次。

【功效】此湯具有補腎益精、養血潤燥的功效，對治療高血壓、血管硬化等症有一定的作用。

3. 什錦蘑菇

【材料】鮮蘑菇30克，香菇20克，荸薺50克，胡蘿蔔100克，冬筍50克，腐竹50克，黃瓜100克，黑木耳20克，雞湯500毫升。

【製作方法】將鮮蘑菇、香菇洗淨，荸薺、冬筍、胡蘿蔔、黃瓜切片，腐竹浸泡後切成小段，黑木耳泡發洗淨備用。將上述食物放入有雞湯的鍋內，大火燒沸後改為小火燉，入味後，加適量的鹽、味精、蔥、薑等調味，收汁，用濕澱粉勾薄芡，淋入麻油即成。佐餐當菜，隨意服用。

【功效】此膳可清肝降火，滋補肝腎，降血壓。

4. 何首烏大棗粥

【材料】何首烏60克，粳米100克，大棗3～5枚，冰糖適量。

【製作方法】將何首烏洗淨，加適量水，煎濃汁，去渣留汁備用。粳米洗乾淨，將煎好的何首烏濃汁，加入粳米、大棗一起煮至米爛粥香即可。本粥適合早晚食用。

【功效】此粥可補肝腎，益精血，烏髮，降血壓。

5. 淡菜薺菜湯

【材料】淡菜、薺菜（或芹菜）各10～30克。

【製作方法】將淡菜洗淨，用清水泡發。將薺菜（或芹菜）去老葉，洗淨，切小段。

湯鍋置火上，注入清水，待水沸騰後，放入上述材料，小火再次煮沸後，略微熬煮至淡菜熟軟即可。每日煮湯喝，15日為一療程。

【功效】可祛脂降壓。

6. 石韋大棗湯

【材料】石韋30克，大棗10克。

【製作方法】將石韋洗淨，大棗洗淨，掰開。將石韋、大棗入鍋，加適量水，以浸沒為宜。先大火後小火，煮沸20分鐘左右。過濾，飲湯吃棗。每天早晚各食一碗。

【功效】此湯具有利尿解熱、降壓降脂的作用。適用於原發性高血壓伴肥胖、血脂偏高者。

7. 山楂蓮子湯

【材料】山楂20克，蓮子10克，白糖適量。

【製作方法】將蓮子洗淨，去心，山楂洗淨。將蓮子用沸水煮20分鐘後，放入山楂，再用中火煮30分鐘。放入白糖煲5分鐘，待糖溶化即可食用。

【功效】此湯具有降脂降壓、活血消積、寧心安神的作用，適用於高血壓伴失眠、血脂增高者。

8. 三七首烏粥

【材料】三七5克，何首烏30～60克，大米100克，紅棗2枚，白糖適量。

【製作方法】將三七、何首烏洗淨，大米、紅棗洗淨備用。將三七、何首烏放入沙鍋內煎取濃汁，再將大米、紅棗、白糖放入另一沙鍋中，加水適量，先煮成稀粥，然後放入藥汁，輕輕攪勻，小火煮沸，粥湯稠黏後停火，蓋緊鍋蓋燜5分鐘即可。早晚餐溫熱頓服。

【功效】具有強心、降脂、降壓的作用。高血壓、血脂偏高、胸悶或伴心絞痛、頭暈眼花、舌暗有瘀斑脈細澀者可經常服用。

9. 山楂梅菊茶

【材料】山楂30克，烏梅12粒，白菊花15克，白糖適量。

【製作方法】將山楂、白菊花、烏梅洗淨，瀝乾備用。將山楂、烏梅放入鍋中加水煮沸，然後用小火煲1小時。再加入白菊花繼續煲15分鐘，最後放入白糖，攪勻即可。

【功效】此粥可生津降壓，開胃消食，強身健體，非常適合治療肝陰不足所致的血壓增高、視力下降、兩脇不舒、頭痛頭暈等症狀。

10. 山楂肉桂湯

【材料】山楂15克，肉桂6克，紅糖25克。

【製作方法】將山楂洗淨，和肉桂一起入鍋，加適量

水，用小火煲30分鐘去渣，加紅糖即可，溫服。

【功效】此湯可溫腎壯陽，通經脈，祛寒止痛，和中散寒，溫經活血，適用於高血壓、中陽不足、胃寒冷痛、手足欠溫、夜尿頻多者，對高血脂偏陽虛者有良效。

專 家 提 示

藥膳應隨做隨吃，隨煎隨飲，當天飲完，忌飲隔夜膳，更不能煎湯後隔2～3天再飲。

妳知道嗎？

血壓高可以吃橄欖油嗎？

橄欖油原產於地中海一帶的希臘、義大利、西班牙等國家。它是一種高大的常綠喬木，所結的淡綠色果實含油脂35％，一般採摘下來後便立即進行加工榨磨成油，可保持其天然的果香和新鮮的口感。

橄欖油營養豐富，含有對心血管健康有益的角鯊烯、穀固醇和維生素A原、維生素E等成分。據調查，在食用橄欖油達到90％的地中海一些國家中，心血管疾病的發病率遠遠低於歐洲其他國家。這是因為橄欖油有很強的抗氧化能力，反覆煎炸也不變質。所以高血壓、冠心病患者可適量食用橄欖油以替代一般的植物油，但總量不宜超過每日植物油規定量的上限。

降血壓常用的中草藥

目前市場上常用的降血壓中草藥有很多，但效果比較明顯的有以下幾種：

1. 夏枯草

具有清肝火、散鬱結的功效，常用於高血壓病並有頭痛、目眩、耳鳴、煩熱、失眠等肝熱症候者的治療，可配伍決明子、黃芩、菊花等，水煎服，每次15～30克。

2. 葛　根

是常用的祛風解表藥，對治療高血壓病伴有頸項強痛者療效顯著，每次 15～30克。

3. 野菊花

具有清熱解毒，降低血壓的作用，治療高血壓病，可以單味煎服，亦可與夏枯草、草決明同用，每次10～15克為宜。

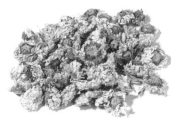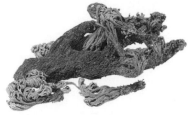

4. 黃　芩

可清熱燥濕，瀉火解毒，可治療肝經實熱的高血壓

病,能消除眩暈、頭痛、口苦、心煩等症狀,常與鈎藤、草決明同用,每次9～12克。

5. 鈎 藤

可平肝熄風,清熱。可用於治療肝陽上亢所致的眩暈、頭痛、目赤等症,常與石決明、白芍同用,每次20～30克。

6. 天 麻

可平肝熄風,多用於肝陽上亢所致的頭痛、眩暈等症的治療。常與川芎配伍,如天麻丸。若為濕痰眩暈可配用半夏、白朮、茯苓等健脾燥濕藥物,如半夏白朮天麻湯,每次9～12克。

7. 石決明

可平肝潛陽,對治療因肝腎陰虛、肝陽上亢所致的頭暈目眩等證有明顯療效,常與菊花、白芍、生龍骨、生牡蠣同用,每次30～45克。

8. 地 龍

可熄風,清熱,活絡,平喘,利尿,降壓。多用於早期高血壓病伴有肢體麻木者,多複方使用,每次10～20克。

9. 羅布麻葉

具有平肝、熄風、清熱的作用,可消除頭痛、頭暈、頭脹、失眠等症狀。以單味代茶飲用,每次6～10克。

除以上中藥外，杜仲、丹皮、黃連也可由擴張周圍血管而降壓，但要注意的是，無論什麼中藥，用量一定要適宜。

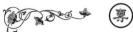 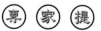

降血壓中草藥雖有降壓作用，但絕不能暴飲狂用。正確的服用方法是少飲、淺飲，適可而止。

降血脂常用的中草藥

與西藥相比，具有降血脂作用的中草藥的副作用要小得多，因此，越來越多的高血脂症患者喜歡用中草藥來降脂。目前，臨床上用的降血脂中草藥主要有以下幾種，你可以在醫生的指導下服用：

1. 首 烏

可抑制腸道吸收膽固醇，並促進血漿中膽固醇的運輸和清除。此外，首烏還可促進纖維蛋白原的裂解，延緩動脈粥樣硬化發生。

2. 澤瀉

可明顯抑制主動脈粥樣硬化斑塊的形成及其血清膽固醇的含量，抑制小腸對膽固醇吸收及體內膽固醇合成，有助於膽固醇的運轉和排泄，因此有良好的降血脂作用。

高血壓、高血脂

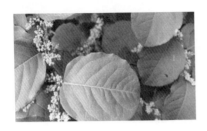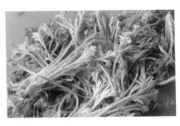

3. 山楂

所含的醇製劑、浸膏總皂貳對動脈粥樣硬化有降壓降脂作用，並可減輕脂類的沉積。

4. 靈芝

具有較好的降血脂作用，能減輕動脈粥樣硬化斑塊的程度及延緩其形成，有降低血清膽固醇及甘油三酯的作用。

5. 決明子

實驗證明，決明子具有抑制血清膽固醇升高和動脈粥樣硬化斑塊形成的作用。其降脂作用可能與決明子所含蘆薈大黃素、大黃素等可促進腸管運動、抑制膽固醇吸收有關。

6. 茵陳

有明顯的降低血清膽固醇作用。茵陳中所含的香豆素類有降脂活性，可降低動物血清膽固醇，使主動脈硬化減輕。

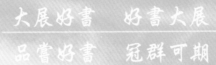

大展好書　好書大展
品嘗好書　冠群可期

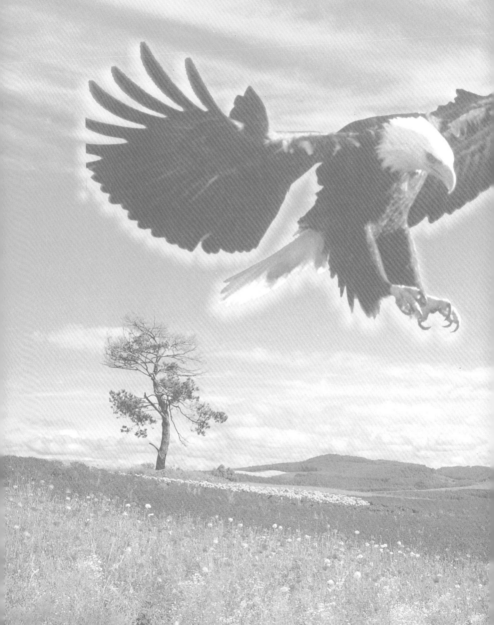

大展好書　好書大展
品嘗好書　冠群可期